DU PHIMOSIS

ET

DE LA BALANO-POSTHITE

SYPHILITIQUES

PAR

Jacques-Armand RIZAT,

Docteur en médecine de la Faculté de Paris.

PARIS

OCTAVE DOIN, LIBRAIRE-EDITEUR

8, PLACE DE L'ODÉON.

1877

DU

PHIMOSIS

ET DE

LA BALANO-POSTHITE

SYPHILITIQUES

DU PHIMOSIS

ET

DE LA BALANO-POSTHITE

SYPHILITIQUES

PAR

Jacques-Armand RIZAT,

Docteur en médecine de la Faculté de Paris.

PARIS

OCTAVE DOIN, LIBRAIRE-EDITEUR

8, PLACE DE L'ODÉON.

1877

DU PHIMOSIS

ET DE LA BALANO-POSTHITE

SYPHILITIQUES

INTRODUCTION.

Le chancre syphilitique développé sous le prépuce provoque quelquefois une inflammation, qui a pour conséquence la formation d'un phimosis permanent.

Celui-ci peut être suivi d'une balano-posthite pouvant présenter tous les degrés depuis la suppuration superficielle jusqu'à la gangrène des parties.

En outre, ce phimosis dérobant à la vue l'accident primitif peut le laisser passer inaperçu par le malade, et même par le médecin qui ne serait pas prévenu de cette complication du chancre, et cause par ce fait des erreurs de diagnostic fort graves.

Le phimosis syphilitique a été signalé par tous les auteurs qui se sont occupés de syphilis, MM. Lagneau, (Delpech, de Montpellier), Ricord, Grisolle, Rollet, Aimé Martin. En 1875,

M. C. Mauriac en a fait l'objet de plusieurs cliniques à l'hô-pital du Midi.

C'est dans son service que nous l'avons étudié ; et c'est là que nous avons pu voir des cas intéressants dont nous donnerons plus loin les observations ; ainsi que les planches que nous avons dessinées, et qui ont été gravées par M. Lefèvre.

I.

Phimosis et balano-posthite consécutifs aux chancres.

ÉTIOLOGIE.

Le phimosis et la balano-posthite syphilitiques ont pour causes ou des chancres, ou des plaques muqueuses ou les deux à la fois.

Occupons-nous d'abord des chancres, et étudions les caractères différentiels que présentent le phimosis et la balano-posthite, suivant que les chancres sont placés sur le limbe du prépuce, sur le méat urinaire, sur le filet, sur la peau du fourreau de la verge ou sur la partie moyenne du gland ou sur la couronne.

1° Quand les chancres siégent sur le limbe, sur le méat ou sur le filet, et qu'ils produisent un phimosis, la balano-posthite peut manquer, et la raison en est dans le siége même des chancres : car le pus qu'ils sécrètent s'écoulant librement au dehors, ne cause pas d'irritation à la muqueuse glando-préputiale, et la balano-posthite ne se produit pas.

De plus, si le chancre se trouve situé sur la face interne du limbe préputial ; il peut passer inaperçu : l'écoulement qui se produit étant en général peu abondant, la douleur que causent les premières gouttes d'urine, en venant baigner les surfaces ulcérées, n'étant pas assez vives pour faire penser à la blennorrhagie ; on croit avoir affaire à une simple irritation locale passagère, bien qu'en réalité on se trouve en présence de la syphilis à son début.

Ce chancre d'une guérison ordinairement prompte, ne comporte pas un pronostic grave par lui-même ; cependant, il peut se compliquer de gangrène, de phagédénisme, ainsi que nous en donnerons un cas plus loin.

2° Si les chancres siégent sur la peau du prépuce, ainsi que nous en avons observé un cas, avec cette forme d'accident primitif nommés *érosions chancreuses* par M. le Dr Bassereau, le phimosis est produit par l'œdème qui augmente l'épaisseur du prépuce et finit par en rétrécir l'orifice par suite de l'accolement des deux lèvres du limbe (Fig. 2, pl. I).

Quand les chancres siégent en un point quelconque de la muqueuse balano-préputiale ; le phimosis est causé par l'induration et par l'œdème consécutifs qui enlèvent toute souplesse au prépuce, le solidifient, augmentent son épaisseur, et rétrécissent son orifice comme ci-dessus. De plus, si les chancres sont placés sur la couronne, on voit la grangrène des parties se produire plus fréquemment que dans les autres cas.

Le balano-posthite est presque toujours constante dans cette catégorie de chancres sous-préputiaux.

PATHOGÉNIE.

Le phimosis est produit par la lymphite en nappe du réseau lymphatique du prépuce. Cette lymphite communique d'abord aux tissus cette rigidité, cette induration plus ou moins prononcées qui enlèvent au prépuce toute souplesse, qui s'oppo-

sent au déplissement de l'organe, et le transforment quelquefois en une coque fibreuse recouvrant le gland.

Bientôt par suite de cette lymphite, il y a une gêne circu-
latoire promptement suivie d'une infiltration de sérosité mélangée à la sécrétion des chancres, et qui s'épanchant dans le
tissu cellulaire produit cet œdème dur et plastique. Celui-ci
augmente l'epaisseur du prépuce, aux dépens de son orifice
dont les bords indurés, tantôt accolés l'un à l'autre, tantôt
irrégulièrement rétrécis, ont pour conséquence un phimosis
irréductible. Puis l'œdème augmentant de plus en plus donne
à la verge cet aspect particulier et spécial qui l'a fait comparer à *une massue* (Fig. 3, pl. I).

Il va sans dire que si le traitement n'est pas institué cet
œdème peut envahir toute la verge et augmenter son volume
dans des proportions assez considérables (Fig. 1 et 3, pl. III).

Avec les chancrés de la couronne, on rencontre également
cette lymphite et cet œdème indurés; mais dans ce cas le
gland par suite du gonflement induré que lui communique le
chancre, vient exercer sur la muqueuse du prépuce une pression telle que la circulation finit par être suspendue, et il se
produit en ce point une gangrène des tissus.

MARCHE. — TERMINAISON.

1° *Période de début.* — Au bout d'un temps plus ou moins
long après le coït infectant (15, 20, 35 et même 70 jours), le
chancre apparaît. A mesure qu'il se développe, le malade
éprouve de la difficulté à découvrir le gland. Puis le gland
étant découvert, le prépuce qui commence à s'indurer et à
se rétrécir par suite de la lymphite, exerce une constriction
douloureuse autour de la verge et les malades se hâtent de

ramener le prépuce en avant. L'inflammation et l'induration augmentent, l'orifice préputial se rétrécit de plus en plus et le phimosis est bientôt formé.

D'autres fois le phimosis se produit dans quelques heures, dans l'espace d'une nuit, et sans que les malades se soient aperçus du chancre. Souvent même, ils ne viennent à la consultation que pour leur phimosis, et sont tout étonnés quand on leur dit qu'ils ont la syphilis.

2° *Période d'état*. — Une fois le phimosis formé, le pus des chancres ne s'écoule plus avec autant de facilité, séjourne sous le prépuce, irrite la muqueuse glando-préputiale qui ne tarde pas à participer à l'inflammation, et il se produit une balano-posthite qui se traduit par un écoulement séro-purulent, constitué par la sécrétion du chancre, et la suppuration de la muqueuse glando-préputiale. Bientôt le prépuce s'œdématie, devient dur, volumineux, et donne à la verge cette forme *en massue* ou *en battant de cloche*.

3° *Période de régression*. — La balano-posthite cède assez promptement aux moyens thérapeutiques. Mais il n'en est pas de même du phimosis qui peut persister pendant un temps assez long variant de 30 à 120 jours et même plus.

En général, il cède après la cicatrisation du chancre, mais il peut arriver que l'induration du prépuce et surtout du limbe amène une telle rétraction des tissus que le phimosis ne puisse se réduire et nécessite l'intervention chirurgicale. Cette terminaison est assez rare. La règle est que, à mesure que les chancres se cicatrisent, le gonflement et l'induration diminuent de leur côté, les tissus reprennent peu à peu leur souplesse et le phimosis se réduit. Néanmoins, on constate encore l'induration aux points où siégeaient les chancres, et on perçoit à travers les couches du prépuce, les lymphatiques encore indurés, sous forme de petits cordons réguliers ou présentant quelques nodosités.

Le phimosis irréductible s'observe plutôt avec les plaques muqueuses.

SYMPTÔMES.

Les symtômes qu'on observe sont : d'abord l'aspect extérieur de la verge qui est le siége d'un gonflement œdémateux, limité le plus souvent à la portion préputiale, mais pouvant aussi occuper tout le fourreau de la verge.

Puis c'est le phimosis accidentel accompagné d'une déformation quelquefois considérable du prépuce (obs. XVIII, pl. III, fig. 3) et de son orifice, d'où s'écoule un liquide plus ou moins abondant mélangé de sérosité, et de pus, et qui peut faire croire à une simple balanite ou à une blennorrhagie. « L'orifice du prépuce est le siége d'ulcérations ayant l'apparence de gerçures parallèles aux rides dont cette ouverture est bordée » (1).

La douleur n'existe pas toujours. Ainsi, quand la verge est à l'état flaccide, les malades ne souffrent pas, tout au plus ressentent-ils de la gêne par suite du phimosis et de l'œdème de la verge. De même pendant les érections : si le prépuce est long, si l'œdème dur est limité seulement à cet organe, si la peau du fourreau a conservé sa souplesse, celle-ci se laisse distendre et il n'y a pas la moindre souffrance.

Mais si le prépuce est court (obs. I) lorsqu'il se produit une érection le gland vient presser contre la muqueuse du limbe préputial, distend cet orifice et aggrandit les ulcéra-

(1) Delpech. Clinique de chirurgie de Montpellier. Page 306, vol I.

tions, ou en produit de nouvelles, et cause ainsi d'assez vives douleurs aux malades.

Pendant la miction les malades ne souffrent que lorsque les chancres ou les ulcérations siégent sur des points baignés par l'urine ; mais cette douleur cesse après les premières gouttes du liquide.

Tels sont les symptômes qu'on observe à peu près généralement dans la balano-posthite syphilitique, sans complications.

Mais quand la gangrène envahit les parties, les symptômes locaux sont plus accentués, les téguments prennent une couleur rouge sombre, quelquefois noirâtre. Le prépuce présente sur sa surface cutanée quelques vésicules remplies d'une sérosité roussâtre qui ne tardent pas à se rompre et laissent voir à leur place, les parties atteintes de mortification.

Quelquefois ce travail de sphacèle s'accomplit d'une façon indolente, insidieuse, sans que les malades s'en aperçoivent. D'autres fois, il y a une réaction très-vive sur toute l'économie, de la fièvre, de l'anorexie, une véritable prostration des forces, qui pourrait faire croire à une affection générale. Puis les parties atteintes des phacèles s'éliminent, et on assiste quelquefois à une destruction complète du prépuce et du gland (obs. XV, pl. IV, fig. 1-2).

Mais il faut dire que la gangrène consécutive au chancre syphilitique sous-préputial est assez rare, tandis qu'elle accompagne presque toujours le chancre simple sous-préputial et dans ce dernier cas la marche en est beaucoup plus rapide.

Nous allons, avant de traiter le diagnostic, donner quelques observations recueillies par nous dans les salles de l'hôpital du Midi.

Obs. I. — Chancres du limbe et de la couronne. Phimosis.

H..., 18 ans, serrurier. Entré le 1er mai 1877. Service de M. le Dr Mauriac, salle 8, n° 36.

Dans les premiers jours du mois de mars, environ un mois après le coït, il remarqua des ulcérations placées sur la couronne du gland ; comme il n'en souffrait pas, il ne fit aucun traitement.

Le phimosis s'étant formé, il vint à la consultation et on lui prescrivit un traitement mercuriel. Mais ne voyant aucune amélioration dans son état, il entra à l'hôpital.

Etat actuel. — 2 mai. 60° jour de la maladie. Le phimosis est complet, étroit, irréductible. La verge n'offre pas de gonflement ni d'inflammation ;

Le limbe seul est rouge, enflammé et présente sur le côté droit un chancre infectant qui occupe toute la moitié environ de la circonférence (fig. 1re, Pl. I.). Le limbe est transformé en un anneau dur, chondroïde, qu'il est impossible de déplisser.

Par la palpation, on sent une seconde induration sous le prépuce au niveau de la couronne du gland.

La pression est douloureuse au niveau des points où sont les chancres, et on fait sortir par l'orifice préputial une sérosité sanguinolente, mélangée de bulles de gaz.

Les érections sont douloureuses.

Les premières gouttes d'urine causent de la douleur.

De plus on sent un cordon de lymphite indurée sur le dos de la verge, en même temps qu'il existe une double adénopathie inguinale. Pas d'autres manifestations syphilitiques.

Traitement. — On prescrit :

Injections de nitrate d'argent au 30° entre le gland et le prépuce.

Deux pilules de proto-iodure de mercure de 3 centigrammes chacune. Le malade resta 15 jours dans le service, et il en sortit le 17 mai complètement guéri. Le limbe préputial conservait une induration au point où avait été le chancre.

Cette observation confirme bien ce que nous avons dit du chancre du limbe. Il y a eu là, phimosis par étroitesse acquise et par induration de l'orifice préputial. Il y a eu également une balano-posthite par suite du second chancre placé sur la couronne ; mais elle a été légère, car la verge n'a pas présenté cet œdème, induré et inflammatoire du prépuce, et cela tient au polymorphisme du chancre infectant qui peut offrir dans son apparition et dans son développement et dans sa nature toutes les variétés possibles. « Tantôt, dit M. Mauriac, l'hyperplasie inflammatoire du chancre peut s'implanter lentement, sourdement, sans exciter autour d'elle aucun processus irritatif, violent. Quelquefois, au contraire, elle se complique presque dès son début de phénomènes inflammatoires assez vifs pour aboutir au phlegmon, à l'érypsipèle ou à la gangrène. Elle est apte en un mot à provoquer tous les degrés de la réaction locale » (1).

Pour notre part, nous avons vu des malades présentant de larges chancres pultacés, serpigineux, d'autres ayant deux chancres sur le gland qui évoluèrent complètement sans donner la moindre complication, du côté de l'appareil glando-préputial. Tandis que nous avons vu par contre des malades ayant des chancres très-petits, *chancres nains*, comme les appelle M. Fournier, qui eurent un phimosis et une balano-posthite très-intense.

Nous allons maintenant donner trois cas qui sont des types cliniques de phimosis et de balano-posthite syphilitique.

Obs. II. — Deux chancres infectants du filet et de la couronne. Phimosis. Balano posthite.

T..., cocher, 21 ans. Entré le 30 avril 1877, salle 8, n° 35.
Il y a environ 12 jours c'est-à-dire le 8 avril, il remarqua une ulcéra-

(1) D^r Ch. Mauriac. Leçons cliniques faites à l'hôp. du Midi. 1875.

tion large comme une lentille, située sur la rainure du gland. (L'incubation est inconnue.)

Dans la nuit du 8 au 9 le phimosis se forma, et il lui fut impossible de le réduire. Ce malade avait en même temps une double adénite inguinale qui le faisait souffrir quand il était monté sur le siége de sa voiture. Les douleurs le forcèrent bientôt d'interrompre son travail et il entra à l'hôpital.

Etat actuel. — 21 avril. 13e jour de la maladie. La verge est *en massue* (Pl. I., fig. 3). Le phimosis est complet, irréductible ; le prépuce est œdématié, mais l'œdème ne remonte que jusque vers la partie moyenne de la verge.

Lymphangite dorsale du pénis sous forme d'un cordon dur et régulier.

Ecoulement par l'orifice préputial d'une sérosité gommée, mais sans odeur. Le prépuce est rouge, enflammé.

La pression est douloureuse du côté droit du filet et au niveau de la couronne du gland, et on perçoit à ces points deux indurations.

Double adénite inguinale peu indurée.

Pas de traces de roséole, ni de plaques muqueuses.

Comme le diagnostic n'est pas très certain on ne soumet pas le malade au mercure, on ne donne que des injections de nitrate d'argent entre le gland et le prépuce.

Le 25 avril. — 15e jour. L'écoulement a diminué, la verge est un peu moins enflammée et moins douloureuse à la palpation. Les indurations sont maintenant beaucoup plus appréciables.

La lymphite du dos de la verge a disparu, mais on constate maintenant dans l'aine gauche une pléiade ganglionnaire.

Le 2 mai. — 22e jour. Depuis trois jours l'écoulement a cessé. La verge est également diminuée de volume, mais le prépuce conserve toujours une certaine rigidité qui empêche de découvrir le gland. Cependant en dilatant l'orifice préputial, on peut apercevoir un chancre en voie de cicatrisation siégeant sur la muqueuse du prépuce près de l'insertion du filet.

Le 7. — 27e jour. Le malade sort aujourd'hui du service, le phimosis est complètement réduit. On voit maintenant les cicatrices des deux chancres situés l'un au niveau du frein l'autre dans la rainure et conservant toujours de l'induration. La roséole n'a pas apparu.

Le diagnostic étant maintenant éclairé par les symptômes que présente le malade du côté des ganglions inguinaux et par l'induration cicatricielle des chancres, on prescrit le traitement mercuriel : 2 pilules protoiodure de mercure par jour.

Obs. III. — Chancre infectant. Phimosis et balano-posthite. Syphilide papuleuse. — Erythème du pharynx.

Sch..., âgé de 25 ans. Entre le 2 février 1877, salle 7, n° 7.

Ce malade raconte qu'il y a six semaines, c'est-à-dire le 25 décembre, il remarqua un petit bouton verdâtre situé sur la muqueuse du prépuce qui ne tarda pas à s'ulcérer.

Il ne peut préciser la date du dernier coït, en sorte que l'incubation est inconnue.

Le 3 janvier. — 8° jour de la maladie. Le chancre atteignait un centimètre de diamtère. En même temps il trouvait qu'il lui devenait de plus en plus difficile de découvrir le gland, et au fur et à mesure que le chancre augmentait d'étendue, le phimosis se produisait d'avantage, et au bout de 5 à 6 jours il était complet. Le phimosis, une fois formé, le malade sentait à travers la peau du prépuce une induration qui occupait toute la muqueuse jusqu'au limbe.

Il entra alors à l'hôpital.

Etat actuel à son entrée dans le service le 2 février (40° jour de la maladie). On constate l'état local suivant :

Le phimosis est complet, l'orifice du prépuce est extrêmement étroit et laisse écouler une sérosité purulente. On remarque également une ulcération du côté gauche du limbe. Le prépuce est œdématié.

Le malade ne souffre ni pendant la marche, ni pendant l'érection. Les premières gouttes d'urine causent seulement une légère cuisson en passant sur les surfaces ulcérées du prépuce.

Pas le palper on sent à travers la peau œdématiée du prépuce une induration cartilagineuse bien limitée et s'étendant sur toute la muqueuse préputiale jusqu'à la base du gland.

En entr'ouvrant l'orifice du prépuce on constate que l'ulcération du limbe se prolonge sur la muqueuse sous-préputiale, et correspond à l'induration qu'on perçoit à travers la peau. On voit en outre sur le limbe plusieurs petites érosions et plaques muqueuses.

La pression n'est pas douloureuse et donne issue à de la sérosité purulente mélangée à de petites bulles de gaz.

Double adénopathie inguinale.

Sur le scrotum des plaques muqueuses suppurant abondamment et exhalant l'odeur caractéristique de ces accidents secondaires.

Syphilide généralisée sur tout le tronc.

Les lèvres, la langue et l'intérieur de la bouche ne présentent aucune plaque muqueuse. Le pharynx seul offre de l'érythème mais sans ulcération.

On institue le traitement spécifique :

Traitement local. — Injections de nitrate d'argent 1/30ᵉ entre le gland et le prépuce.

Traitement général. — 2 pilules de proto-iodure de mercure. Gargarisme au chlorate de potasse. Bains de sublimé.

Sous l'influence de ce traitement les accidents s'amendèrent rapidement.

Le 20 février. — (58ᵉ jour.) Le Phimosis à complètement cessé et en découvrant le gland on remarque sur la muqueuse préputiale les traces d'un large chancre érosif et trois autres plus petits situés au niveau du reflet balano-préputial.

Le prépuce conserve toujours l'induration cartilagineuse.

Le gland ne porte aucune cicatrice de chancre ou de plaques muqueuses.

Le 2 mars. — (68ᵉ jour). Les plaques muqueuses du scrotum et l'éruption syphilitique du tronc ont disparu.

L'érythème du pharynx persiste toujours et fait souffrir le malade pendant la déglutition.

Il n'a jamais eu de céphalalgies.

Le 4. — Le malade sort aujourd'hui après un mois de séjour à l'hôpital et 70 jours après le début de la maladie.

OBS. IV. — Deux chancres infectants. Phimosis. Balano-posthite. Roséole.

C..., 20 ans. Entré 27 mars 1877. Salle 8, n° 33

Vers le 20 février, il y a environ cinq semaines, il remarqua une petite ulcération située sur le gland, un peu à droite du méat urinaire, et il n'en continuait pas moins à avoir des rapports sexuels. Mais il fut bientôt obligé de cesser, par suite du gonflement du prépuce.

A ce moment, le phimosis commença à se produire et en même temps s'établit une légère suppuration, sans que l'urèthre participât à l'inflammation.

Pour tout traitement, il ne prit que des bains et des tisanes délayantes.

Le 7 mars. (15e jour de la maladie). Le phimosis était complet, mais la balano-posthite ne s'aggrava pas.

Le 24. (32e jour) la suppuration devenant plus abondante, il vint à la consultation, où il fut admis dans le service.

Etat actuel. — 28 mars. (36e jour). La verge est volumineuse *en massue*, le phimosis est complet; et par l'orifice préputial, il s'écoule une abondante sécrétion, sero purulente.

Par la palpation, on sent un lymphite du dos de la verge.

Le prépuce est œdématié, peu douloureux à la pression, sauf en deux points, l'un sur le sommet du gland, l'autre sur la face latérale droite de cet organe.

En écartant les lèvres du prépuce on remarque des plaques muqueuses sur tout le limbe et au-dessous de la commissure inférieure du méat, un chancre infectant, reposant sur une base indurée et assez douloureuse à la pression.

Double pléiade ganglionnaire inguinale.

Pas de douleur pendant la miction. L'érection n'a jamais été douloureuse.

Roséole papuleuse plate, depuis le 22 mars (30e jour de la maladie).

Céphalalgies depuis trois semaines.

Traitement. — 3 pilules de protoiodure. Gargarisme au chlorate de potasse. Injections de nitrate d'argent, entre le gland et le prépuce. Bains de sublimé.

Le 4 avril. (43e jour). La suppuration a cessé, le phimosis diminue; le malade commence à découvrir le gland et on constate que le chancre du méat est en voit de cicatrisation.

Il y a en outre une plaque muqueuse sur le gland près du chancre du méat.

La roséole a disparu.

Rizat.

Le malade se plaint de douleurs musculaires dans la cuisse droite à la région antéro-externe.

Le 6. (45e jour). Le phimosis à complètement cessé après avoir persisté pendant un mois. En découvrant le gland, on voit la cicatrice du chancre du méat et un second chancre également cicatrisé situé sur la face latérale droite du gland et qui correspond bien au point induré que l'on sentait à travers le prépuce lors de l'entrée du malade à l'hôpital.

Il y a encore quelques traces de plaques muqueuses.

Les douleurs musculaires de la cuisse ont disparu.

Le 10. Le malade sort aujourd'ui guéri de tous ses accidents après 15 jours de traitement à l'hôpital et 50 jours après le début de la maladie.

Ces trois observations présentent les caractères complets et réguliers de la maladie.

De plus, les observations II et IV, peuvent être mises en opposition avec l'obs. I. Dans celle-ci, nous avons vu un chancre du limbe et un chancre de la couronne produisant un phimosis, et une balano-posthite de forme légère. Tandis que dans les deux autres cas, il y eut chancre du frein et du méat en même temps que chancres de la couronne, le phimosis et une balano-posthite très-intense en furent la conséquence.

Quoi qu'il en soit, dans les obs. II, III et IV, nous avons assisté à l'évolution complète des différentes périodes de la maladie. Apparition du chancre, phimosis, puis, balano-posthite, et enfin, réduction du phimosis aussitôt la cicatrisation des chancres.

Mais la maladie ne présente pas toujours une marche aussi régulière.

Ainsi le phimosis peut persister très-longtemps après la cicatrisation du chancre, soit qu'il y ait une induration telle du limbe préputial que les tissus demandent un temps assez long pour reprendre leur souplesse soit, ce qui a lieu le plus fréquemment, que des plaques muqueuses viennent entretenir l'état d'irritation locale ainsi que nous l'avons dit plus haut. En voici deux cas :

Obs. V. — Chancre pultacé. Phimosis sans balano-posthite.

N.... voyageur de commerce, vient à la consultation le 20 mars 1877 et il raconte qu'il y a un mois le 20 février, trois ou quatre semaines après le coït, il remarqua sur le gland une petite tache rouge qui augmenta peu à peu d'étendue et qui s'ulcéra.

Le 20 mars jour où nous le voyons pour la première fois, on constate la présence d'un chancre infectant, pultacé de mauvais aspect, de la grosseur d'une l'entille, arrondi avec une collerette d'injection sanguine, réposant sur une base indurée, et situé sur la face dorsale du gland un peu à droite de la ligne médiane. Il ne souffrait pas, et n'avait ni phimosis ni balano-posthite.

Dans l'aîne, une adénopathie indolente.

On prescrit. — Vin aromatique sur le chancre et 3 pilules de protoiodure de mercure.

Il revint à la consultation le 10 avril, et il nous dit que le 25 mars, c'est-à-dire 35 jours après le début du chancre, le phimosis commença à se former et au bout d'une semaine, 43° jours de la maladie, il était complet. Mais il n'en souffrit nullement.

Ce jour là, l'état local ne laissait en aucune façon soupçonner que le malade était atteint d'un chancre. La verge avait conservé son volume normal, pas de gonflement œdémateux du prépuce. Il y avait un phimosis complet et irréductible. Le limbe présentait seulement une rougeur assez intense, mais on pouvait tout aussi bien l'attribuer à une simple balanite ou à une éruption herpétique de l'appareil glando-préputial. Rien en un mot ne pouvait éveiller l'idée de la syphilis.

Mais la palpation faisait reconnaître sur le gland une induration en forme de cupule, due à la cicatrice du chancre.

L'orifice du prépuce présentait quelques éraillures situées dans les plis du limbe, qui était également induré, mais il n'y avait pas la moindre trace de plaques muqueuses. Seulement léger écoulement de sérosité. Lymphite du dos de la verge.

Sur le tronc on remarquait quelques syphilides palpulo vésiculeuses.

Le malade se plaignait de violentes céphalées. L'état général était mauvais. Perte d'appétit, de sommeil.

On prescrit le traitement tonique. Vin de quinquina ferrugineux.

Le 24 avril (64° jour). Il revient à la consultation. Le phimosis persiste toujours. L'état général ne s'est pas amélioré. En plus il a de la laryngopathie.

9 mai. — 79° jour. — Le malade se présente de nouveau à la consultation et nous ne pouvons constater la moindre amélioration. Le phimosis n'est pas réduit. L'état général est toujours aussi mauvais. Le moral est extrêmement déprimé.

26 juin. — 127° jour. Nous revoyons le malade. Le phimosis a disparu depuis 8 jours. Le prépuce conserve toujours de la rigidité, car en découvrant le gland on a assez de peine à ramener le prépuce en avant.

Il y a toujours de la laryngopathie. Les céphalées ont diminué, l'état général est meilleur.

Cette observation nous offre deux particularités. La première est la forme insidieuse qu'a présentée la maladie, une fois le phimosis constitué. — Pas de balano-posthite. — Pas de douleurs. Un écoulement séreux à peine appréciable. — La syphilis pouvait donc passer inaperçue.

La seconde est la longue persistance du phimosis qui ne s'est laissé réduire que près de deux mois après la cicatrisation du chancre.

Voici maintenant un cas où le phimosis a persisté par suite de plaques muqueuses.

Obs. VI. — Deux chancres infectants. Phimosis. Balano-posthite. Eczéma de la verge, du scrotum et du pénil. — Persistance du phimosis par suite de plaques muqueuses. Guérison.

F.....24 ans. Entré le 25 janvier 1877. Service de M. Mauriac. Salle VIII. N° 22.

Vers le 20 novembre il contracta une blennorrhagie qui se guérit sans complication, au bout d'un mois.

A la même époque, il ressentit de vives douleurs au prépuce qui fut envahi par un gonflement accompagné de prurit. Bientôt le phimosis se forma ; en même temps il constata un léger écoulement par l'orifice préputial, mais il ne souffrait pas en urinant.

Pendant tout le mois de décembre et le commencement de janvier la maladie resta stationnaire ; mais il remarquait que le prépuce devenait plus dur et douloureux à la pression.

Il a trois semaines c'est-à-dire le 6 janvier, le gonflement qui jusqu'à ce jour était resté limité au prépuce, envahit toute la peau du fourreau de la verge, et il se fit en même temps une éruption de vésicules sur toute la région pubio-pénienne et scrotale accompagnée de vives démangeaisons.

Pendant tout ce temps, il ne fit aucun traitement. Comme il voyait cependant que la maladie faisait de plus en plus de progrès, il entra dans le service le 26 janvier.

Etat actuel. — 27 janvier. — 61e jour de la maladie. Les organes génitaux présentent l'état suivant. (Pl. I. fig. 4).

La verge est tuméfiée et présente sur le fourreau des vésicules d'eczéma : deux à la partie moyenne, une plus petite au niveau de l'orifice préputial.

Le phimosis est complet, l'orifice du prépuce est reduit à une simple fente convexe en haut.

Par la palpation, on constate que l'œdème remonte jusque vers la racine de la verge. Il y a un cordon de lymphite.

La pression n'est pas douloureuse. Malgré l'examen le plus attentif, on ne peut constater d'induration par suite de l'œdème des parties. Cependant il s'écoule par l'orifice préputial une sérosité purulente d'aspect gommé qui semble indiquer la présence d'un chancre.

L'eczéma a envahi le pénil, et quelques vésicules sont en voie de dessiccation.

Double adénite inguinale.

Le malade accuse de la douleur quand les premières gouttes d'urine passent sur les ulcérations sous préputiales.

Roséole maculeuse de tout le tronc.

Violentes céphalées du côté droit, qui l'empêchent de dormir.

L'état général est bon, l'appétit n'a pas diminué.

Traitement. — Injections de nitrate d'argent 1/30° entre le gland et le prépuce.

Poudre d'amidon sur les vésicules d'eczéma.

Deux pilules de protoiodure. Gargarisme au chlorate de potasse.

Solution d'arséniate de soude, 0, 10 centig., eau 300 grammes.

2 février 67° jour. Les vésicules du fourreau sont guéries ; le gonflement a un peu diminué, et maintenant on constate d'une façon très-nette deux indurations, l'une sur la couronne du gland, l'autre à la partie inférieure de l'orifice préputial. L'écoulement n'a pas diminué.

L'eczéma du pénil est en voie de guérison.

Il se plaint toujours de ses céphalées.

7 février. 72° jour. L'eczéma est complétement guéri. Mais le phimosis persiste toujours.

On sent à la face dorsale de la verge une dilatation (1) sur le trajet du vaisseau lymphatique qui était le siége de la lymphite.

Les céphalées ne diminuent pas.

20 février. 85ᵉ jour. L'eczéma a reparu. Le phimosis persiste toujours.

2 mars. 95ᵉ jour. L'eczéma est de nouveau en voie de guérison.

Les céphalées ont cessé. Le phimosis ne se réduit pas.

6 mars. Même état local. Plaques muqueuses de la lèvre et de la langue. Le phimosis semble vouloir se réduire.

10 mars. L'eczéma est complètement guéri. L'œdème du fourreau a disparu. Le phimosis diminue de plus en plus.

3 avril. 127° jour. Le phimosis est réduit.

En découvrant le gland, on constate sur le sillon balano-préputial des traces de plaques muqueuses ; et la cicatrice de deux chancres infectants, qui correspondent bien aux points indurés qu'en avait senti à travers les tissus du prépuce.

Il présente en outre sur le nez près de l'angle interne de l'œil, une plaque de syphilide circinée, et une semblable sur la joue droite près de la commissure des lèvres. Plaques muqueuses buccales.

Prescription. — Sirop de Gibert. 2 cuillerées.

17 avril. Les plaques muqueuses de la bouche ont cédé à la cautéri-

(1) Ces renflements, ces dilatations font été cités par M. le Dr Bassereau dans son traité des affections syphilitiques de la peau.

sation par le nitrate d'argent. Les syphilides sont en voie de guérison.

14 mai. Le malade sort du service complétement guéri après 4 mois et 18 jours de maladie.

On voit par cette observation que lors de l'entrée du malade à l'hôpital, on ne pouvait, d'après l'aspect extérieur des parties génitales, être autorisé à diagnostiquer la syphilis, car le gonflement, l'œdème, et le phimosis pouvaient tout aussi bien être occasionnés par l'eczéma. De plus, la recherche des chancres à travers les tissus œdématiés présenta une certaine difficulté, et toutes ces complications aidant, la syphilis pouvait passer inaperçue.

Ce qui mit sur la voie, ce fut d'abord l'écoulement séreux, sans odeur qui s'écoulait par l'orifice préputial, puis l'œdème dur du prépuce et enfin, la roséole que le malade avait sur le tronc et qui ne pouvait plus laisser de doute.

Maintenant il est certain que le phimosis et la balanoposthite auraient pu être causés par l'éruption eczémateuse. Mais les chancres en ont été la cause principale, et surtout les plaques muqueuses. Car le phimosis ne s'est réduit qu'un mois après la guérison de l'eczéma, tandis que si l'eczéma en eût été seul la cause, aussitôt celui-ci guéri le phimosis serait rentré, dans sa période de régression. De plus l'absence de toute odeur de l'écoulement balano-préputial, en faisait réellement un phimosis syphilitique, et non eczémateux.

Notons aussi la longue persistance du phimosis qui par suite de la rigidité cartilagineuse du limbe et de la présence des plaques muqueuses dura quatre mois.

Il peut arriver que par suite d'une modification dans la nature du chancre, et qu'on a désignée sous le nom de transformation *in situ* du chancre en plaque muqueuse, les tissus reprennent la souplesse le phimosis cesse tout à coup et la balano-posthite se guérit en peu de temps ; par suite de la facilité qu'ont les malades de pouvoir appliquer directement les topiques sur les points ulcérés. Témoin le cas suivant.

Obs. VII. — Chancre de la couronne et du frein. Phimosis. Balano-posthite. Transformation *in situ* du chancre en plaques muqueuses. Réduction du phimosis. Fièvre syphilitique précédant l'apparition de la roséole.

Schw... 36 ans, Entre le 3 mars. Salle VI. — N° 22.

Ce malade rentre dans le service pour un phimosis qu'il a depuis 4 jours. Il ne souffre que par suite du frottement des vêtements sur les parties malades.

Les renseignements qu'il fournit sont très-incomplets ; il ne peut préciser exactement la date du dernier coït ; aussi l'incubation est assez difficile à déterminer, néanmoins on peut, d'après le dire du malade, la faire remonter à 15 ou 20 jours c'est-à-dire vers le 12 ou 15 février. Il nous dit aussi n'avoir remarqué aucune érosion sur le gland ou sur la muqueuse du prépuce.

Etat actuel. — 3 mars. 15e jour. Voici ce qu'on constate à son entrée dans le service. La phimosis est complèt. Le prépuce est œdematié surtout au niveau du limbe et l'orifice a la forme d'une simple fente verticale.

Par la palpation on sent un point induré mal limité situé à la base du gland du côté gauche. Et un second au niveau du frein. La pression est douloureuse et donne issue à du pus mal lié, melangé de gaz.

Douleur au commencement de la miction. Pas de roséole.

Traitement. — Injections de nitrate d'argent entre le gland et le précupe.

6 mars. 20e jour. Ce matin le malade nous dit que depuis son entrée ici, il a eu tous les jours des frissons, et de la fièvre augmentant d'intensité surtout lesoir. Des douleurs lombaires, des vertiges.

En l'examinant on découvre une éruption de roséole sur le tronc.

L'œdème du prépuce a diminué. L'écoulement a disparu. Le phimosis a des tendances à se réduire. La douleur à la pression est moindre. Sur le limbe on constate quelques plaques muqueuses.

On prescrit alors 2 pilules de protoiodure. Gargarisme. Bain de sublimé.

8 mars. 22e jour. Le phimosis a cessé. En découvrant le gland on cons-

tate que toute la rainure balano-préputiale, et la face inférieure du gland sont envahies par des plaques muqueuses.

En outre le filet a été détruit par un travail ulcératif du chancre qui est maintenant transformé en plaque muqueuse et qui ne présente plus qu'une induration à peine appréciable.

La roséole devient de plus en plus apparente; et à mesure qu'elle se montre le malade n'a plus d'accès de fièvre.

Les céphalées seules persistent.

12 mars. 26° jour. La verge est complètement guérie. On ne voit plus que la cicatrice du chancre. Sans induration.

La roséole commence à pâlir.

22 mars. 32° jour. Depuis 10 jours le malade a éprouvé un mieux sensible, les céphalées ont disparu, et les accidents syphilitiques de la verge, du tronc sont complètement guéris.

Il sort de l'hôpital.

Cette observation offre plusieurs points intéressants et de la syphilis elle-même et du phimosis.

D'abord l'accès de fièvre qui a précédé l'éclosion de la roséole ou *fièvre syphilitique* (1) comme on l'a désignée et qui cessa dès que l'éruption fut complète.

---

(1) *Fièvre syphilitique.* — Sans vouloir donner une description complète de la fièvre syphilitique, ce qui nous entrainerait trop loin, et qui d'ailleurs n'a que peu de rapports avec notre sujet, nous allons en tracer rapidement les caractères. Quant à l'étude générale, nous renvoyons aux travaux de MM Guntz, Fournier, Courteaux, Antonini (thèse 1876) à qui nous empruntons ces détails. Elle fait partie des accidents secondaires et peut être le prodrome de ces accidents, ce qui l'a fait considérer comme la fièvre prodromique de la variole tombant dès que la roséole s'est montrée. Elle existe plutôt chez la femme, (1 cas sur 3). Elle est moins fréquente chez l'adulte où elle se montre surtout chez les gens nerveux.

Elle apparaît généralement dans les deux mois qui suivent l'apparition du chancre. Mais elle peut apparaître beaucoup plus tard dans le septième mois et même la seconde année.

Elle offre tous les caractères d'un accès de fièvre intermittente palustre. Elle peut éclater brusquement et sans prodromes; frisson, horripilation, éléva-

En second lieu par la transformation des chancres en pla-

tion de la température. Accélération du pouls. Tantôt elle est précédée de névralgies, céphalalgies, douleurs musculaires. Quoi qu'il en soit, la fièvre s'établit et elle est généralement modérée. Mais un des points sur lesquels M. Fournier a appelé l'attention c'est la parfaite intégrité du tube digestif. La langue est normale et l'appétit est à peine diminué. Il présente même parfois une augmentation remarquable. M. Fournier a vu même cet appétit atteindre les caractères d'une véritable boulimie. Ainsi ce médecin a pu observer des individus dont la température axillaire atteignait 39°8, absorber une quanlité d'aliments double et même quadruple de celle qui leur suffisait à l'état de santé.

Cette fièvre présente trois types :

I. — Type intermittent.

II. — Type continu, qui comprend : 1° le type continu simple ; 2° type continu paroxystique.

III. — Type vague irrégulier, c'est-à-dire avec des accès intermittents et des accès continus,

On peut en envisager un quatrième décrit par M. Fournier, sous le nom de typhose syphilitique et qui se rapproche par sa marche de la fièvre typhoïde.

Nous allons donner les caractères différentiels que présente la fièvre intermittente syphilitique et la fièvre intermittente paludéenne d'après le tableau de M. le Dr Fournier.

Accès intermittent syphilitique.

I. — Presque toujours quotidien non-susceptible des types tierce, quarte.

II. — Presque toujours *vesperin* ou *nocturne*.

III. — Accès généralement incomplet, fruste, en ce sens qu'il est rarement composé par les trois stades classiques de l'accès paludéen. Stade de froid et stade de sueurs faisant presque toujours défaut. Stade de chaleur toujours prédominant comme intensité de phénomènes et comme durée.

Accès intermittent palustre.

I. — Quelquefois quotidien, mais plus souvent tierce, surtout dans les formes franches et au début de l'infection.

II. — Le plus habituellement *diurne*.

III. — Accès généralement complet ; c'est-à-dire composé de trois stades successifs.

ques muqueuses (1), à la suite de laquelle le phimosis s'est

IV. — Accès presque toujours irrégulier, quelquefois même désordonné stades confondus, intervertis, phénomènes différents des divers stades souvent associés.	IV. — Accès méthodique comme évolution (stades nettement tranchés et distincts), se succédant avec une régularité parfaite.
V. — Accès très-variable comme forme, comme physionomie générale, soit d'un sujet à un autre, soit d'un jour à l'autre sur le même sujet.	V.—Accès généralement uniforme, semblable à lui-même, soit d'un malade à un autre, soit sur le même sujet.
VI. — Accès à durée généralement bien moindre que celle de l'accès palustre , variable d'ailleurs et souvent assez court.	VI. — Accès en général assez long.
VII. — Jamais de développement de la rate.	VII. — Presque invariablement développement de la rate.
VIII.—Accès rebelle au sulfate de quinine, mais très-sensible à l'action du mercure.	VIII. — Accès très-sensible à l'action du sulfate de quinine, insensible à celle du mercure.

Terminons ce résumé par la différence qui existe entre la fièvre syphilitique et la fièvre des tuberculeux. Chez ceux-ci, la fièvre intermittente vient à heure fixe, elle est régulière. La fièvre syphilitique est presque toujours irrégulière.

(1) Cette transformation de chancre en plaque muqueuse, signalée pour la première fois par M. Ricord, a été étudiée ensuite par MM. Deville et Davasse (Archives générales de médecine 1845-1846.) et voici ce qu'ils disent : « La surface de l'ulcération chancreuse devient rouge, granulée et reste saillante ; puis de la circonférence au centre, il se forme une pellicule membraniforme qui fait que la lésion cessant d'être ulcérée, n'est plus caractérisée que par la saillie régulière qu'elle présente à la surface du tégument. Si le chancre où ce travail s'est accompli était peu induré ou si l'induration, en supposant qu'elle fût très-prononcée, s'est assouplie, cette lésion souple, saillante, avec une forme régulière semblable à celle du chancre auquel elle a succédé, ne saurait être mieux comparée qu'aux plaques muqueuses.

Lorsqu'un chancre doit se transformer en plaques muqueuses, c'est du quinzième au quarantième jour du chancre. Ils l'ont vu au quinzième jour. Mais tous les cas de transformation observés par eux sont relatifs à des chancres datant d'au moins un mois. »

Dans notre observation la transformation a eu lieu du quinzième au vingt-deuxième jour et l'induration avait en même temps diminué.

réduit spontanément, ce qui est contre la règle, ainsi que l'on peut voir par l'observation précédente, et ainsi que nous en donnerons d'autres faits plus loin.

En troisième lieu cette manifestation de l'accident primitif a fait cesser l'induration que l'on avait constatée au début. Ce qui du reste arrive presque toujours dans cette transformation du chancre ainsi que l'ont fait remarquer MM. Deville et Davasse, puis plus tard M. Rollet.

Nous allons donner deux cas dans lesquels les chancres, quoique occupant la presque totalité des organes situés sous le prépuce, n'ont produit chez le premier malade qu'un phimosis sans balano-posthite, chez le second qu'une balano-posthite sans phimosis.

Obs. X. — Chancre infectant érosif du gland. Phimosis.

S..., 41 ans, entre le 23 janvier 1877, salle 6, n° 25.

Il y a cinq semaines, c'est-à-dire le 16 décembre 1876, il remarqua une petite plaie recouverte d'une croûte située près du méat et qui le faisait souffrir quand les premières gouttes d'urine baignaient l'ulcération.

La croûte étant tombée, l'ulcération augmenta rapidement, et, au bout de la cinquième semaine, elle avait envahi tout le gland sans lui causer d'autre douleur qu'au moment du premier jet d'urine. A ce moment, le phimosis se forma, et comme cette complication occasionnait un tiraillement du limbe préputial, qui le gênait dans son travail en même temps qu'elle le faisait souffrir, il entra dans le service.

Etat actuel. — Phimosis complet. En essayant de ramener le prépuce en arrière, il éprouvait de la douleur au niveau du frein. La verge ne présentait aucune trace d'inflammation ou d'œdème. Rien par l'aspect extérieur ne donnait lieu de croire à la syphilis.

Mais, par la palpation, on sentait une dépression irrégulière occupant tout le gland.

Il présentait en outre des plaques muqueuses du scrotum, de l'anus, des lèvres et de la langue. Sur le tronc, la roséole.

M. Mauriac ayant dilaté brusquement le phimosis, ce qui ne présente par une grande difficulté, on constata la présence d'un large chancre érosif infectant (pl. II, fig. 1 et 2), irrégulièrement déroulé, ne présentant ni déchiquetures ni décollement des bords, s'étendant de la face latérale droite au-dessus du frein sur la face dorsale et ne s'arrêtant, du côté gauche, qu'à quelques millimètres du frein.

Pas de douleurs, sauf quand l'urine venait baigner l'ulcération au niveau du filet.

Double adénopathie inguinale. Alopécie. Croûtes dans les cheveux.

Traitement. — Pansement au vin aromatique.

3 pilules de protoiodure. Bains de sublimé.

29 janvier (41e jour). Le chancre commence à se cicatriser. La douleur au niveau du frein persiste toujours au passage de l'urine.

Les plaques muqueuses du scrotum et de l'anus sont guéries par le nitrate d'argent. La langue est moins douloureuse.

Ce matin, il se plaint de pharyngopathie.

8 février (51e jour). Le chancre se cicatrise de plus en plus. Une roséole papuleuse se montre aux jambes.

Le 12 (54e jour). Le chancre est cicatrisé. Le malade sort du service.

C'est un des rares exemples où le phimosis consécutif aux chancres ait pu se laisser distendre. Car la plupart du temps, même lorsqu'il n'y a ni gonflement, ni œdème, le limbe est transformé en véritable anneau cartilagineux qui s'oppose à toute tentative de réduction. On peut voir aussi par le cas ci-dessus que l'irréductibilité du phimosis ne dépend pas toujours de la grandeur du chancre. Tout dépend du degré d'inflammation qu'il développe autour de lui.

Obs. XI. — Chancre érosif du glando-préputial.

L..., 26 ans, entré le 24 avril, salle 6, lit n° 3,

Le 11 avril, 25 jours après le coït, le malade constata dans la rainure une érosion située sur le côté droit. Il la pansa avec du vin aromatique, mais bientôt elle augmenta d'étendue, et comme il ne voyait aucune amélioration, il entra dans le service.

Etat actuel. — Le 24 (13ᵉ jour). En découvrant le gland, on constate dans la rainure et sur le reflet glando-préputial une large érosion chancreuse occupant la circonférence tout entière de l'organe (pl. II, fig. 3). Cette ulcération présente une forme irrégulière, les bords sont festonnés, mais sans être taillés à pic. Elle repose sur la muqueuse du prépuce, à laquelle elle a communiqué une induration telle que tout le reflet balano préputial est comme un bourrelet cartilagineux, épais, recouvert d'une muqueuse lisse et tendue sur lui. Mais il n'y a pas phimosis.

Le gland est également congestionné, lisse, d'une couleur lie de vin.

Double adénopathie inguinale. Celle de droite est douloureuse.

Traitement. — Injections nitrate d'argent. 2 pilules protoiodure. Gargarisme, chlorate de potasse.

Le 2 mai (22ᵉ jour). Le chancre se cicatrise, mais les parties sont toujours aussi congestionnées. Le malade conserve son gland découvert, car il a remarqué que le phimosis avait une tendance à se former.

6 mai 26ᵉ (jour). Le chancre est complètement cicatrisé. Le prépuce conserve toujours son induration parcheminée, mais il n'y a pas eu de phimosis par suite de la précaution que le malade a prise de tenir le gland toujours découvert.

Quant à la balano-posthite, elle a été très-légère et n'est pas arrivée à la période de purulence, le pus chancreux n'ayant pu séjourner sous le prépuce.

On voit, par cette observation, que l'attention qu'a eue le malade de tenir son gland toujours découvert a empêché la formation du phimosis et, par suite, la production d'une balano-posthite ; et, comme conséquence, la cicatrisation assez rapide du chancre. C'est également le cas du malade précédent. Mais il ne faudrait pas en conclure à une règle générale, car on serait exposé à voir se produire un paraphimosis.

Nous avons dit qu'il était rare, que le phimosis occasionné par des chancres syphilitiques se compliquât de gangrène. Cependant en voici 4 cas : trois observations que nous empruntons à M. le Dʳ Ch. Mauriac; la quatrième est personnelle.

Obs. XII. — Chancre du méat. Phimosis. Gangrène.

Le malade, âgé de 38 ans, avait vu survenir, dans les premiers jours du mois de mai 1873, un mois après le dernier coït, un chancre du méat et de la portion balanique de l'urèthre.Une blennorrhagie s'était d'abord déclarée presque aussitôt après la contamination. La longue incubation du chancre, un engorgement ganglionnaire caractéristique dans les aines ne laissaient aucun doute sur sa nature syphilitique.

L'orifice préputial ne tarda pas à devenir trop étroit pour laisser passer le gland. Le malade l'ayant une fois ramené de force en arrière, il se forma un paraphimosis qu'on ne put réduire qu'en faisant une incision sur la partie supérieure du prépuce.

Après que cet organe eût été remis en place, le phimosis se reproduisit, et, à partir de ce moment, le malade eut des hémorrhagies très-abondantes qui se répétaient cinq ou six fois par jour. Le phimosis empêchait de voir le chancre et le point de départ de l'hémorrhagie.

Il fallut se décider à fendre le prépuce dans toute son étendue, depuis le limbe jusqu'à la rainure, et l'on s'aperçut alors que la masse chancreuse occupant la partie antérieure du gland était tombée en gangrène. Le sang s'échappait de la surface de cette énorme perte de substance. Après l'incision du prépuce, il devint facile de l'arrêter. Mais le malade en avait tellement perdu, qu'il était extrêment faible. De plus, il éprouvait les premiers accidents consécutifs, qui se manifestèrent vers la quatrième ou cinquième semaine du chancre, sous la forme d'une roséole papulovésiculeuse.

Ce chancre syphilitique gangréneux fut très-long à guérir. La cicatrisation ne fut complète qu'au bout de trois mois. La perte de substance subie par l'urèthre occupait toute la partie antérieure du gland, qui se trouvait converti sur ce point en deux valves ou languettes minces, sans vestige de ce qui fut autrefois le méat.

Contrairement à ce qui se passe dans le chancre simple compliqué de gangrène, celle-ci dans le cas actuel, s'est limitée à la masse indurée ; sans toucher au prépuce.

Obs. XIII. — Chancre de la peau du prépuce. Phimosis. Balano-posthite. Perforation par suite de fonte du chancre.

En 1874, M. Mauriac dit : je fus consulté par un jeune homme de 19 ans qui, l'avant-veille de son départ de Buenos-Ayres pour l'Europe, avait eu commerce dans une maison publique avec une Italienne.

Six jours après, une blennorrhagie se déclara ; elle fut guérie pendant la traversée, au bout de trois semaines, avec du copahu et du cubèbe.

Un mois après le coït, avant de débarquer en France, le malade vit se développer un vaste chancre sur la portion cutanée moyenne du prépuce.

Quand je l'examinai pour la première fois, tout l'organe était converti en une coque rigide. L'érosion chancreuse occupait la surface supérieure du prépuce. Elle était constituée par des granulations vernissées d'un liquide séro-gommeux.

Au centre de la plaque, ces granulations étaient d'un rouge plus sombre et d'un grain plus gros. Elles formaient les bords d'une fistule résultant de la fonte centrale de la plaque, qui faisait communiquer la surface extérieure de la verge avec la cavité balano-préputiale.

L'érosion reposait sur une base dure ; elle était entourée d'une infiltration œdémateuse caractéristique. Elle mesurait 2 centimètres d'avant en arrière et 3 ou 4 d'un côté à l'autre.

Le prépuce était démesurément allongé ; il était impossible de le déplisser. Il en résultait un phimosis par infiltration et par raideur de l'organe. Il y avait en outre une balano-posthite avec écoulement purulent par l'orifice préputial et par la fistule.

L'adénopathie inguinale était peu volumineuse. Les accidents consécutifs n'avaient pas encore fait leur apparition.

Obs. XIV.

En juillet 1873, un Monsieur, âgé de 30 ans, vigoureux et d'une bonne santé habituelle, vint me consulter pour des accidents graves qu'il avait aux parties génitales depuis un mois environ. Ce malade, qui n'avait vu d'autre femme que sa maîtresse, s'aperçut un jour, dans le sillon balano-préputial, d'une petite papule presque insignifiante, qui grandit peu à peu, devint humide et finit par s'ulcérer. C'est à ce moment qu'un inflammation vive envahit le prépuce. Cinq à six jours après, il existait un phimosis à peu près complet.

L'inflammation, au bout d'une semaine, atteignit des proportions effrayantes : elle gagna la verge, le pubis et l'aine gauche, où elle forma une tumeur diffuse, mais circonscrite, très-dure, d'un rouge sombre, constituée par une suffusion de lymphe plastique dans le tissu cellulaire sous-cutané.

Quand je vis le malade pour la première fois, le phimosis avait déjà un peu diminué. En refoulant le prépuce en arrière, on pouvait découvrir une portion du gland, et l'on apercevait à gauche, au fond du sillon, une excavation énorme remplie des détritus du sphacèle, qui avait détruit la partie centrale de l'induration. Ce n'était plus alors qu'une coque élastique. Tout le reflet préputial était induré en masse, immobile sur le sillon et presque aussi dur que la coque cartilagineuse du chancre.

Quoique les phénomènes inflammatoires fussent peu prononcés dans l'aine gauche, la vaste suffusion plastique qui s'y était faite se ramollit en deux points. J'ouvris le premier, il en sortit un pus grisâtre et sanieux ; deux ou trois jours après, j'ouvris aussi le second. Mais tandis que le premier se cicatrisait très-rapidement, le dernier se convertit en une grande excavation gangréneuse, qui se prolongeait depuis le pli inguinal jusqu'au pubis. Les parois de cette excavation étaient tapissées de lambeaux de tissu cellulaire sphacélé. La peau qui l'entourait était comme hypertrophiée et d'un rouge sombre. De ce foyer sortait une quantité considérable de sérosité grisâtre, mêlée à des détritus gangréneux, etc... Ces lésions locales si graves guérissent rapidement. Quant aux accidents syphilitiques généraux, ils survinrent après une très-courte incubation et furent fort sérieux.

Obs. XV. — Phimosis et balano-posthite. Gangrène du prépuce et du gland

N..., 35 ans. Entré le 15 juin 1877, salle VIII, n° 11.

Le 1ᵉʳ juin, six semaines après le coït, il s'aperçut qu'il avait un chancre au bout de la verge, et il en survint un autre le lendemain. Ils évoluèrent sans faire souffrir le malade et sans produire de phimosis.

Le 9. Dans la soirée, le phimosis se forma, en même temps que la verge présenta de l'œdème.

Le 14. Ce jour-là, en sortant d'un établissement de bains, un enfant

Rizat.   3 qui courait se jeta sur lui sans le voir et heurta violemment les parties génitales. Il ressentit une vive douleur, mais il put continuer son chemin.

En rentrant chez lui, il remarque une grosse phlyctène sur le dos de la verge. Le soir, cette phlyctène se rompit et il en sortit du sang noirâtre. La nuit fut mauvaise, il ne dormit pas, eut des frissons et des souffrances assez vives.

Il vint alors à la consultation le vendredi 15 juin, où il fut admis d'urgence.

Etat actuel. — Le 15. Il avait la verge énormément tuméfiée, l'œdème envahissait tout le fourreau (pl. IV, fig. 1).

Le phimosis était complet. L'orifice n'était pas trop rétréci, mais présentait, sur son bord droit, un bourrelet noirâtre de tissu gangréné.

Sur le dos de la verge, au niveau de la couronne du gland, on remarquait une large plaque dénuée d'épiderme et où avait existé la phlyctène. Tout autour, les tissus étaient de coloration noirâtre semblable à celle du limbe.

La pression au niveau du gland n'était pas douloureuse. Toutes ces parties étaient d'une consistance molle, empâtée et se laissant facilement déprimer et exhalant une odeur infecte. La pression faisait sortir du pus et du sang mélangé de bulles de gaz.

Dans l'aine, une double pléïade ganglionnaire.

On débride immédiatement et on constate que toutes les parties situées sous le prépuce, sont converties en une masse de tissus sphacélés sans aucune délimitation possible. Le sang qui s'écoule de la plaie est couleur chocolat.

L'hémorrhagie est peu abondante.

On panse la plaie avec de l'eau phéniquée.

Le 16. Tout le prépuce est tombé en gangrène. Le gland a conservé sa forme, semble indemne, si ce n'est la coloration brune qu'il présente. En le prenant avec deux doigts, on constate qu'il est complètement insensible ; de plus, toute sa partie supérieure, sur une épaisseur de 4 à 5 millimètres, est envahie par la gangrène et ne tient plus que par un pédicule.

Au-dessous de lui, les tissus semblent complètement sains.

Le 18. Le gland est complètement éliminé. On voit maintenant la partie antérieure des corps caverneux et, au-dessous d'eux, le canal de l'urèthre, qui fait saillie sous forme d'une languette (pl. IV. fig. 2).

Le gonflement de la verge diminue de jour en jour.

Le malade n'a plus souffert depuis le débridement.

Le 2 juillet (33e jour). La cicatrisation se fait de plus en plus.

Sur le tronc, on voit apparaître quelque taches de roséole.

Malgré la chute du gland et le rétrécissement cicatriciel du méat, les fonctions urinaires ne sont pas troublées.

Le malade est encore à l'hôpital du Midi.

II

Phimosis et balano-posthite consécutifs aux plaques muqueuses.

Nous allons examiner maintenant le phimosis et la balano-posthite consécutifs aux plaques muqueuses.

Cet examen sera bref; les faits sont les mêmes que dans le cas de chancres infectants, mais les symptômes sont généralement plus accusés que dans ce dernier cas.

De plus, l'écoulement qui accompagne toujours cette complication des accidents secondaires est bien plus apte à éveiller l'idée d'une balano-posthite simple que d'une balano-posthite syphilitique.

En outre, il arrive parfois qu'un chancre parcourt toute son évolution sans donner lieu à un phimosis, et qu'après la guérison du chancre, il se montre, à une période plus ou moins éloignée, un phimosis et une balano-posthite coïncidant avec des plaques muqueuses sous-préputiales. Disons de suite que des plaques cutanées, quelque violentes qu'elles puissent être, ne causent jamais un accident pareil.

Quant à la persistance du phimosis par suite de plaques

succédant immédiatemeut aux chancres sous-préputiaux, nous en avons déjà parlé ; nous n'y reviendrons plus.

La *marche* est généralement plus rapide qu'avec les chancres ; mais, ainsi que nous avons été à même de l'observer plusieurs fois, le phimosis a beaucoup plus de tendance à passer à l'état chronique que lorsqu'il est symptomatique de chancres infectants. Il arrive même que le limbe devient si étroit que la circoncision est nettement indiquée.

Les *symptômes*, au point de vue de l'aspect extérieur des organes, sont les mêmes : verge en massue ou en battant de cloche, dont nous avons déjà parlé, œdème du fourreau pouvant occuper la totalité de la peau de la verge.

La douleur est généralement nulle. Quelquefois il y a un prurit très-intense. Le véritable symptôme différentiel est l'écoulement, qui est d'abord beaucoup plus abondant que dans le cas de chancres, plus franchement purulent, et enfin c'est là ce qui la caractérise, l'odeur infecte *sui generis* qu'il exhale, et qui met de suite sur la voie du diagnoslic. D'ailleurs il n'est pas rare de rencontrer sur d'autres points du corps des plaques syphilitiques.

Quant à la *pathogénie*, il faut d'abord faire intervenir la confluence et leur caractère inflammatoire ; puis le liquide qu'elles secrètent, étant extrêmement âcre, produit une irritation constante qui ne tarde pas à transformer la muqueuse glando-préputiale en un foyer purulent, qui, joint aux différentes excitations locales, absence des soins d'hygiène, malpropreté, donnent aux produits secrétés cette fétidité caractéristique.

Voici des observation à l'appui.

Obs. XVI. — Chancre infectant guéri sans phimosis ni balano-posthite. Plaques muqueuses 15 jours après produisant ces complications.

D..... âgé de 28 ans. Entre le 9 mars 1877. Service de M. Mauriac Salle VIII. N° 19.

Vers le milieu de décembre 1876, 15 jours après avoir eu des rapports sexuels, il remarqua un chancre sur la muqueuse préputiale, mais qui guérit assez rapidement par des applications de pommade au calomel, et et sans complication de phimosis ou de balano-posthite.

Environ 15 jours après la guérison du chancre, c'est-à-dire vers le 15 janvier 1877, il s'aperçut que le prépuce commençait à gonfler, en même temps qu'il éprouvait une certaine difficulté à découvrir le gland Au bout de huit jours le phimosis était complet.

Il ne fit aucun traitement pendant tous les mois de janvier et de février, et bientôt tout son corps fut envahi par des plaques muqueuses qui le faisaient beaucoup souffrir.

Il entra alors à l'hôpital.

État actuel. 6 mars 44° jour. Le phimosis est complet. Le prépuce ne présente pas de gonflement œdémateux, sauf au limbe où il y a également des ulcérations.

Sur le côté droit, la palpation fait reconnaître un noyau induré, indolent, du volume d'un gros pois logé dans l'épaisseur du prépuce. De ce point part un cordon de lymphite.

Il s'écoule pas l'orifice préputial un liquide purulent d'une odeur très-fétide.

Pas de douleur pendant la miction, ou pendant l'érection.

On constate que le fourreau de la verge, le scrotum, l'anus, la face interne des cuisses, le périnée, l'ombilic et les aisselles sont envahies par des plaques muqueuses, qui sont très-douloureuses et sensibles au froid, sauf celles de l'ombilic et de l'aisselle.

Malgré cette violente manifestation syphilitique l'état général est bon.

Le malade n'a pas de céphalées.

Double adénopathie inguinale.

Traitement. — Inj. de nitrate d'argent. 3 pilules protoiodure.

10 mars. 48° jour. Les plaques sont en voie de cicatrisation. Le phimosis persiste toujours, mais l'écoulement a beaucoup diminué.

14 mars 52ᵉ jour. Les plaques de la verge et de l'ombilic sont cicatrisées. Celles du reste du corps marchent vers la guérison.

17 Mars. 5.ᵉ jour. Plus de plaques, nulle part sauf sur les amygdales. Mais le malade n'a pas de pharyngopathie. Le phimosis persiste toujours, mais on peut en écartant les lèvres du limbe, apercevoir la cicatrice du chancre qui correspond au noyau induré qu'on sent à travers le prépuce.

19 mars 57ᵉ jour. Le malade sort aujourd'hui ayant toujours un phimosis.

Oʙs. XVII. — Chancre infectant du filet. Phimosis. Balano-posthite. Persistance du phimosis après guérison du chancre. Plaques muqueuses et blennorrhagie. Récidive de balano-posthite. Guérison de tous les accidents.

C.... 22 ans. boulanger. Entré le 17 avril, 77 Salle VII Nᵒ 10.

Au mois de mars il remarqua un chancre situé au niveau du filet. Incubation inconnue. Le phimosis se forma rapidement et il entra à l'hopital le 13 mars.

A la visite du lendemain. On reconnut un phimosis et une balano-posthite syphilitiques, pour lesquels on prescrivit comme d'habitude : Inj. nitrate d'argent 1 /30. et 2 pilules protoiodure.

Au bout de 16 jours il était complètement guéri de tous les accidents inflammatoires. Chancre et balano posthite. Mais il conservait toujours son phimosis.

Peu de jours après sa sortie de l'hôpital, il contractait un blennorrhagie très-aiguë. Il remarqua également que la verge augmentait de volume ; en même temps que les symptômes de la blennorrhagie s'augmentait de plus en plus. Il rentra de nouveau dans le service le 17 avril.

Etat actuel. — 18 avril. 10ᵉ jour. La verge à une forme ovoïde, présente une couleur rouge sombre, causée par un gonflement œdémateux énorme, occupant toute la peau du fourreau. Le phimosis est complet ; l'orifice préputial très-étroit, ne se laisse pas déplisser, et la pression non douloureuse fait sortir une grande quantité de pus, de l'odeur caractéristique des plaques muqueuses. (Pl. III. p. 1)

Les douleurs dues à la blennorrhagie pendant la miction et l'érection sont extrêmement vives.

La verge est lourde mais ne présente pas cette chaleur mordicante, qu'on rencontre dans l'érysipèle ou le phlegmon.

On sent à travers l'œdème du prépuce, l'induration du chancre.

Le limbe présente quelques plaques muqueuses.

Double adénopathie inguinale.

Traces de roséole.

L'état général est aussi bon que possible.

Traitement. Antiphlogistiques contre la blennorrhagie.

Injections de nitrate d'argent entre le gland et le prépuce.

Trois pilules de protoiodure.

25 avril 17° jour. L'œdème de la verge a cessé. La rougeur a disparu ; la peau du fourreau, et du prépuce a recouvré toute sa souplesse, mais le phimosis persiste toujours.

17 mai 39° jour. On peut entr'ouvrir l'orifice préputial et on voit que le filet a été rongé par le chancre qui avait nécessité l'entrée du malade à l'hôpital au mois de mars.

De plus, en comprimant le prépuce entre les doigts en sent un noyau induré logé entre les tissus qui enveloppent le gland, ce qui indiquerait l'existence d'un second chancre.

26 mai, 48° jour. Le phimosis a complétement disparu et on voit maintenant la cicatrice de deux chancres situés l'un au filet l'autre sur la muqueuse préputiale. En outre de nombreuse traces de plaques muqueuses.

La blennorrhagie est également guérie.

Le malade sort aujourd'hui du service, sans présenter la moindre manifestation de la syphilis.

Dans le cas ci-dessus, on pourrait croire que la blennorrhagie que contracta le malade aurait pu seule produire une seconde balano-posthite ; mais, sans vouloir nier l'influence que cette inflammation uréthrale ait pu avoir sur la récidive de l'irritation glando-préputiale, il faut bien admettre que les plaques muqueuses en ont eu une large part ; car l'odeur de l'écoulement préputial suffisait seule à enlever tous les doutes à cet égard.

Obs. XVIII. — Chancre phagédénique du pli pénio-scrotal. Lymphite de voisinage. Phimosis et balano-posthite consécutives à des plaques muqueuses concomitantes. Roséole maculo-papuleuse. Guérison.

G..... âge 25 ans. Employé. Entré le 6 mars 1877. Salle VIII, n° 35.

Vers la fin de février quatre ou cinq semaines après le coït. Il remarqua au niveau du pli pénio-scrotal, un petit bouton blanc, gros comme une lentille. Celui-ci s'ulcéra et augmenta rapidement d'étendue.

Il en souffrit beaucoup le premier jour, mais dès qu'il fut ulcéré les douleurs cessèrent.

Comme traitement, il appliqua une pommade mercurielle belladonée ; mais qui ne produisit aucune amélioration.

Dix jours après ; il s'aperçut que la verge augmentait de volume, et bientôt le phimosis se forma.

Il ne souffrait pas en urinant, mais seulement pendant l'érection. Il consulta un médecin le 26 févrièr, qui prescrivit le traitement antisyphilitique.

Mais comme il n'éprouvait aucun soulagement il entra à l'hôpital le 6 mars.

Etat actuel. 7 mars. 30ᵉ jour. On constate au pli pénio-scrotal, sur la racine des bourses, et immédiatement en dehors du raphé médian du scrotum (Pl. III. fig. 2., 3., 4.) un large chancre infectant, phagédénique, d'une forme elliptique mesurant 2 centimètres et demi dans son diamètre transversal sur 14 millimètres dans son diamètre vertical. Les bords sont taillés à pic mais non décollés, entourés d'un bourrelet s'élevant légèrement au dessus de la peau voisine, et ont environ 3 millimètres de hauteur. Le fond de la plaie est grisâtre, secrète une sérosité purulente assez abondante.

La verge œdématiée, augmentée de volume, présente une rougeur inflammatoire qui n'appartient ni au phlegmon, ni à l'érysipèle. La température n'est pas non plus exagérée comme dans ces deux dernières affections. L'œdème est mou et conserve l'empreinte du doigt.

Le prépuce participe au gonflement, il est retourné sur lui-même et appliqué sur le côté droit de la verge. L'orifice est réduit à une simple fente irrégulière, d'où s'écoule un liquide purulent d'une odeur fétide.

Par la palpation on ne sent aucune induration sur le gland on sur la muqueuse préputiale, et en aucun point la pression n'est douloureuse.

De la racine de la verge part un cordon de lymphite indurée, mais indolente.

Double adénopathie inguinale.

Roséole papuleuse sur le tronc.

Quelques croûtes dans les cheveux.

Pas de céphalées, ni de pharyngopathie.

Le *diagnostic* fut donc : Chancre phagédénique infectant de la racine
de la verge. Plaques muqueuses sous-préputiales ayant produit une phimosis et une balano-posthite.

Traitement. — Injections de nitrate d'argent. 3 pilules de proto-iodure.

14 mars. 38ᵉ jour. Le chancre est en voie de cicatrisation, il a déjà diminué de près de moitié. Le gonflement de la verge à diminué, le prépuce
a repris sa position normale, mais le phimosis persiste toujours. La suppuration est moins abondante.

Le 17. 41ᵉ jour. Le chancre se cicatrise de plus en plus. La suppuration a cessé ; le gonflement est presque complètement disparu, mais le
phimosis ne se réduit pas.

Le 4 avril. 59ᵉ jour. Le chancre est complètement cicatrisé. Le phimosis est réduit. En découvrant le gland on ne constate pas la moindre
cicatrice de chancre. Seulement des traces nombreuse de plaques.

La roséole à disparu.

Le malade sort aujourd'hui entièrement rétabli. Les organes génitaux
sont revenus à leur état normal. La cicatrice du chancre se présente sous
forme d'une cupule oblique déprimée à son centre et conserve encore
une induration très-marquée.

La lymphite est également disparue.

Il est facile de voir par cette observation que le phimosis
et la balano-posthite n'ont été causés que par la confluence
des plaques muqueuses sous-préputiales, et dont le pus
mélangé avec toutes les sécrétions a produit cet œdème
inflammatoire qui s'est étendu à toute la verge. Quant à la
forme particulière du phimosis, elle ne peut être attribuée
qu'à l'excessive longueur du prépuce à l'état normal chez le
malade. Et c'est dans des cas semblables, dont on peut voir

un exemple dans le Traité iconographique de M. le Dr Ricord, qu'on a pris, au premier aspect et sans examen approfondi, les organes génitaux externes comme étant affectés d'un éléphantiasis au début. D'ailleurs on peut le comparer à l'eléphantiasis véritable qui est représenté dans le livre de M. le Dr Demarquay (fig. 18, p. 512). Mais, dans ce dernier cas, le prépuce est retourné directement en haut sur la face extérieure de la verge.

DIAGNOSTIC.

La recherche des chancres à travers la peau œdématiée du prépuce présente parfois une certaine difficulté, surtout quand l'œdème est dur et très-épais. Cependant, en palpant attentivement et en exerçant une pression légère sur tous les points de la région, en comprimant le prépuce tantôt isolément, tantôt avec le gland, on finit toujours par reconnaître les chancres.

Il faut avant tout tenir compte de l'aspect extérieur de l'organe, de cette forme spéciale *en massue*, de la rougeur tantôt érythémateuse, tantôt d'un rouge sombre, de la peau du prépuce. La verge est plus lourde qu'à l'état normal. La température de la peau est plus élevée qu'à l'état de santé, mais n'atteint jamais cette chaleur âcre et mordicante du phlegmon et de l'érysipèle. L'œdème conserve l'empreinte des doigts.

L'orifice du prépuce est irrégulièrement rétréci, et il a l'aspect soit d'une simple fente, soit d'un orifice arrondi semblable à un anneau cartilagineux ; et présente tantôt des érosions, tantôt des plaques muqueuses, tantôt même des chancres (obs. I). Il s'en écoule un liquide séro-gommé mêlé de pus et de gaz, et n'exhalant aucune odeur, sauf dans le cas de plaques muqueuses. Le prépuce a perdu de sa souplesse, par suite de l'infiltration hyperplasique. Il a tantôt la consistance empâtée, tantôt la consistance cartilagineuse, et ressemble à une coque fibreuse appliquée sur le gland.

La coïncidence de l'écoulement avec le phimosis doit de suite éveiller l'idée d'un chancre, et l'exploration le fera découvrir, à moins que l'œdème du prépuce ne soit trop dur pour être déprimé et permettre la recherche des accidents primitifs.

Quand le chancre siége sur le limbe, il est toujours accessible à la vue, et la difficulté n'existe pas. L'orifice préputial prend la forme d'un anneau cartilagineux. En outre, il n'y a pas toujours balano-posthite (obs. I). Si on hésitait entre un chancre syphilitique et un chancre simple, dans ce dernier cas, l'inoculation pratiquée sur le malade lèvera tous les doutes.

Quand les chancres siégent sur le gland, on sent par la palpation, en un ou plusieurs points, une induration bien nette et bien limitée, qu'on peut circonscrire. Souvent même il en part un cordon de lymphite indurée très-appréciable, tantôt uniformément arrondi, tantôt présentant des renflements (obs. IX), et qu'on peut suivre quelquefois jusqu'à l'arcade pubienne. Du reste, la pression est douloureuse au niveau du chancre, et, dans le cas où l'induration ne serait pas très-appréciable, ce symptôme douleur est quelquefois suffisant. Mais, disons-le en passant, l'induration manque rarement.

Si tout le gland est envahi par un de ces larges chancres érosifs comme avait le malade de l'observation X, le gland ne présente plus qu'une masse indurée de consistance ligneuse très-reconnaissable au toucher.

Lorsque les chancres siégent sur la muqueuse préputiale, on sent en prenant le prépuce isolément entre les doigts une induration parcheminée, ou bien un noyau induré pisiforme, suivant le caractère du chancre infectant, et qui semblent logés dans l'épaisseur des tissus du prépuce. En outre, si le chancre siége en un point de la muqueuse qui soit baigné par l'urine, le commencement de la miction est douloureux, mais cette douleur ne dure pas.

Quand toute la muqueuse du prépuce est envahie par un large chancre érosif, il prend la forme d'une coque fibreuse, et l'induration qu'il présente n'est pas la même que celle que présente la lymphite interstitielle consécutive à un chancre du gland. Dans ce dernier cas, l'induration n'est appréciable qu'après avoir déprimé les tissus œdématiés, tandis que dans le cas de chancre érosif de la muqueuse du prépuce, l'induration est beaucoup plus superficielle.

S'il s'agit d'un chancre gangréneux, l'exploration est en général assez facile; on sent une dépression profonde, et l'odeur des tissus sphacélés indique la conduite à tenir en pareil cas. Nous y reviendrons au traitement.

Un chancre sous-préputial qui présente de grandes difficultés, même *de visu*, est cette variété décrite par le Dr Dubuc sous le nom de *chancre herpétiforme*, qui donne lieu à une grande quantité de pus, et qui pourrait faire croire à un simple herpès ou à une balanite simple. Il faut alors explorer avec soin les aines : l'adénopathie, souvent énorme jointe à l'œdème dur du prépuce, mettra sur la voie du diagnostic.

Quand le phimosis et la balano-posthite sont symptomatiques de plaques muqueuses, l'aspect extérieur des parties est la même; mais, outre que tous les symptômes inflammatoires sont beaucoup plus accusés que dans le cas de chancre infectant, le signe caractéristique et différentiel est cette odeur âcre, désagréable, *sui generis*, que donne l'écoulement balano-préputial. De plus, il est bien rare qu'il n'y ait pas sur les autres membranes muqueuses, voire même sur la peau, des plaques syphilitiques.

DIAGNOSTIC DIFFÉRENTIEL.

Nous allons maintenant passer en revue les différentes affections qui produisent le phimosis, et dont les signes extérieurs peuvent faire croire à des chancres infectants souspréputiaux.

Phimosis et balano-posthite consécutifs aux chancres simples.— Dans ce cas, comme pour les chancres infectants, la verge revêt bien cette forme spéciale dont nous avons déjà parlé, mais les phénomènes inflammatoires sont beaucoup plus accusés.

D'abord le prépuce est le siége d'une rougeur et d'une chaleur phlegmoneuse qui suffiraient à le différencier; puis l'augmentation de volume et l'œdème sont plus considérables. La douleur que cause la pression est beaucoup plus vive. Quelquefois même les parties sont tellement sensibles que les malades ne peuvent pas supporter la moindre exploration. Mais, si on peut examiner les parties, on remarque tout d'abord que le prépuce ne présente pas cette dureté propre au phimosis syphilitique. Ce n'est pas un œdème dur comme dans ce dernier : c'est un empâtement phlegmoneux, et les lymphites ne sont pas indurées comme dans la syphilis ; elles ont un caractère plus franchement inflammatoire. De plus la pression, au niveau du chancre simple, est beaucoup plus douloureuse qu'au niveau du chancre infectant, et on ne constate pas cette zone d'induration qu'on rencontre avec l'accident primitif de la syphilis.

L'écoulement par l'orifice préputial est plus franchement purulent et beaucoup plus abondant que dans la balano-posthite infectante. L'odeur est plus fade, plus âcre; c'est l'odeur propre au pus ordinaire.

Mais quand cet écoulement présente une grande fétidité, cela indique un commencement de gangrène soit du prépuce, soit du gland, soit des deux à la fois; et bientôt ne tardent pas à se montrer tous les signes qui annoncent le sphacèle des tissus.

Quand ces symptômes se montrent, il faut se hâter d'intervenir et débrider largement sur toute la longueur du prépuce, de façon à laisser un libre écoulement au pus. Si l'on n'intervient pas à temps, la gangrène peut détruire rapidement toutes ces parties.

Quelquefois la gangrène peut se porter seulement sur le prépuce, et voici ce qui se passe : on voit se former au niveau du chancre quelques petites phlyctènes qui ne tardent pas à se réunir les unes aux autres, puis elles se rompent, laissant écouler leur sérosité roussâtre et purulente; et au-dessous on trouve une plaque de tissus noirâtres et complètement gangrenés. L'eschare se détache peu à peu des parties voisines, et bientôt à travers le prépuce perforé on voit le gland et le chancre.

D'autres fois l'ouverture faite par la gangrène est assez grande pour que le gland puisse sortir spontanément à travers la perte de substance. Dans ce cas, le prépuce est refoulé au-dessous du gland, ainsi que nous avons pu le voir chez un malade du service de M. le Dr Heurteloup. Chez ce malade, la gangrène marcha rapidement, et quand nous l'avons vu les parties génitales avaient l'aspect que montre la fig. 4, pl. II, en tout semblable d'ailleurs au cas dont parle M. Demarquay, dans son livre : *Maladies chirurgicales du pénis*, p. 243.

Ces phénomènes de gangrène ne se passent pas, on le comprend, sans retentir sur tout le système général. « La fièvre s'allume, dit M. Mauriac, et devient ardente, le pouls est fréquent, la peau sèche et chaude, l'appétit se perd, et la langue se couvre d'un enduit saburral qui se dessèche et tourne parfois à la fuliginosité. Les traits sont abattus, la physionomie exprime la souffrance et la prostration. Les forces musculaires sont anéanties, il y a de l'insomnie, de l'agitation nocturne, du subdélirium, quelquefois même du délire.

Ce n'est pas à dire pour cela que la gangrène qu'on rencontre chez les individus atteints de chancres infectants sous-préputiaux ne puisse pas se montrer avec cette intensité; mais c'est beaucoup plus rare, et la marche n'est pas aussi rapide.

Citons enfin, comme dernière différence entre les deux phimosis, l'état des ganglions inguinaux. Dans le cas de chancres infectants, ils sont indurés, indolents, et suppurent rarement (1). Dans le cas de chancres simples, ils sont engorgés, douloureux, et suppurent facilement.

Quand par hasard il se trouve sur le même malade des chancres sous-préputiaux infectants et des chancres simples, le diagnostic présente de réelles difficultés. Il faut alors

(1) Quand ils s'accompagnent de suppuration, ce n'est que le tissu cellulaire périphérique, qui est le siège de cette suppuration. Le ganglion par lui-même reste induré, indolent et ne suppure pas. Mais sa présence seule entretient cette inflammation, qui ne disparaît que lorsqu'on extirpe le ganglion.

pratiquer l'examen avec le plus grand soin, interroger les malades, au point de vue de l'éclosion des chancres, du temps qui s'est écoulé entre le dernier coït et leur apparition. S'ils se sont montrés en même temps ou à un intervalle assez éloigné, si les renseignements sont insuffisants, si les symptômes concomitants, si les ganglions ne fournissent aucune indication, il faut attendre l'apparition des accidents secondaires, qui seuls fournissent les éléments du diagnostic.

Mais s'il y a la moindre apparence de gangrène, soit par la douleur des organes, soit surtout, et c'est le signe pathognomonique, par l'odeur, bien qu'on soit dans le doute, il faut débrider le prépuce à sa face dorsale.

Nous y reviendrons au traitement.

Balano-posthite simple. Les parties sont rouges, enflammées, l'œdème est rouge, d'une coloration variant du rose au rouge sombre. L'écoulement est plus purulent, le pus mieux lié, plus louable; le phimosis n'existe pas toujours. S'il existe, on n'y voit pas la moindre trace d'induration. La pression est plus douloureuse que dans le cas de chancre infectant mais moins douloureuse que dans le cas de chancre simple. Les érections sont plus douloureuses. La miction également, car la muqueuse glando-préputiale est souvent excoriée.

Il est une forme de balanite décrite sous le nom de balanite interstitielle profonde, par M. Fournier. « Cette forme, dit cet auteur, est le plus souvent limitée à une portion du gland, elle peut cependant l'envahir tout entier. Dans le premier cas, elle s'observe presque exclusivement au niveau du méat urinaire, où le plus souvent elle est symptomatique d'une phlegmasie ou d'une ulcération de l'urèthre. Elle se traduit alors par les symptomes suivants : «rougeur vive et induration plus ou moins accusées de l'extrémité du gland, boursouflure des lèvres du méat, sensibilité des parties à la pression ; » quelquefois excoriations, fissures, érosions superficielles de la muqueuse ; douleurs de miction assez aiguës résultant à la fois et de rétrécissement inflammatoire de l'orifice préputial et du passage de l'urine sur des parties dénudées d'épithélium. Cette induration phlegmasique du sommet du gland peut en imposer facilement pour un chancre induré du canal. Le diagnostic différentiel de ces deux lésions est même parfois assez difficile à établir. « Dans d'autres cas bien plus rares, l'inflammation s'étend à toute la muqueuse balanique et constitue alors une lésion très-curieuse. D'après quelques cas que j'ai observés voici ce que devient l'état de toutes les parties. La muqueuse s'injecte, s'arborise, se sème de points d'un rouge foncé, ses papilles se hérissent; puis, phénomène plus important, elle s'indure en surface dans toute son étendue; le gland semble alors coiffé d'une sorte de « calotte en parchemin... » parfois aussi sur les points recouverts par le prépuce, elle est humide, crevassée, sillonnée de fissures ou d'ulcérations irrégulières, analogues à celle de la balanite superficielle. »

Qu'on rencontre une semblable affection chez les individus ayant un prépuce long et très-étroit, la sensation du gland perçue à travers les couches préputiales peut faire croire à une induration spécifique.

On peut d'ailleurs rapprocher de cette description les deux cas qui font le sujet des observations X et XI, car une fois cicatrisés, les deux chancres communiquaient une dureté interstitielle à tout l'appareil glando-préputial.

Herpès. La confusion ne semble guère possible, cependant

quand les vésicules d'herpès viennent à se rompre, elles provoquent une balanite ; et même une balano-posthite avec retentissement ganglionnaire très-considérable, qui inquiètent beaucoup les malades. Quand il y a phimosis, la pression est douloureuse, ne fait reconnaître aucune induration. De plus, le phimosis, s'il existe, n'est jamais assez serré, assez étroit pour ne pas laisser découvrir le gland, et alors on reconnait à la forme « polycyclique » de l'éruption, puis à l'odeur âcre et fétide du pus sécrété que l'idée de chancre doit être écartée.

Le diagnostic devient très-difficile dans le cas de chancre « herpétiforme, » décrit par M. Dubuc ; mais les accidents secondaires viennent bientôt lever tous les doutes.

Phlegmon. L'aspect extérieur de la verge dans cette affection est en tout semblable à la balano-posthite. Le phimosis existe toujours ; l'orifice préputial est irrégulier par suite de l'accolement des lèvres du limbe. La verge offre un certain degré d'éréthisme, la peau est rouge, tendue, luisante. Mais à la palpation on ne constate pas cet œdème dur, consécutif au phimosis syphilitique. Les doigts s'enfoncent plus facilement dans les tissus qui en conservent les traces. De plus, le phlegmon existe rarement sans traumatisme antérieur, et l'interrogatoire des malades éclairera le diagnostic.

Phimosis diabétique. Tout ce que nous allons dire relativement à ce phimosis est emprunté au mémoire de M. le Dr de Beauvais, lu à la Société de Médecine de Paris, septembre 1874. Après avoir énuméré les lésions qui se produisent sur le gland, habituellement découvert, et qui constituent la « balanite diabétique ; » l'auteur aborde la complication de phimosis et de balano - posthite et il dit : « Si le prépuce est court et mince, il s'applique, il se colle pour ainsi dire sur le gland, dont on aperçoit difficilement le méat urinaire, malgré les efforts de traction en arrière. Il semble qu'il y ait là, sous l'influence de l'irritation du feuillet muqueux, une contraction spasmodique des fibres dartoïques du prépuce d'où résulte une atrésie plus ou moins complète. Si le prépuce est long et dépasse le gland atrophié rétracté comme chez les vieillards, chez les gens obèses ; il forme une espèce d'infundibulum dans lequel séjourne le smegma, l'urine s'accumule, va baigner incessamment le gland. Des fissures, des crevasses, fort douloureuses se forment sur le limbe du prépuce ; de véritables ulcérations s'y développent et se couvrent de concrétions parasitaires en même temps que s'établit un écoulement séreux et lactescent. Souvent un œdème très-prononcé à forme phlegmoneuse s'ajoute à ces lésions, et si cet état se prolonge, des indurations réelles, des infiltrations plastiques, si communes chez les diabétiques, un sclérème local surviennent. Dans d'autres cas, l'herpès preputialis, des éruptions anthracoïdes, dont on retrouve les analogues sur le scrotum, sur les cuisses, ou sur les autres parties du corps, apparaissent. La gangrène peut sous l'influence diabétique, s'emparer des tissus malades et s'étendre comme nous l'avons vu jusqu'au scrotum. »

Bien que pour notre part nous n'ayons jamais vu de phimosis diabétique, l'ensemble des symptômes que nous venons d'énumérer peut se rapprocher de ceux qu'on observe dans certains cas de phimosis syphilitique douloureux, tels que, lorsqu'il y a des érosions, des plaques muqueuses sur le limbe et qui font souffrir les malades pendant la miction. L'induration, l'œdème du prépuce, la gangrène se montrent dans les deux cas.

Quand il y a doute il faut examiner les urines.

Nous ne ferons que mentionner le phimosis produit par « l'anasarque ». Dans ce cas le prépuce est allongé, tordu sur lui-même, l'œdème est mou, et la peau de la verge est d'un blanc mat, transparente.

Végétations. Les végétations développées sous le prépuce produisent parfois un phimosis, avec balano-posthite, qui peuvent réellement faire croire à un phimosis syphilitique. Voici une observation que nous avons recueillie dans le service de M. le Dr Mauriac.

Obs. XIX.

D...., 20 ans. Entré le 8 juin 1877, salle 8, lit 2.

Il y a un mois, c'est-à-dire vers le 8 mai, il eut un rapport sexuel et 15 jours après il remarqua sur le reflet balano-préputial des petits boutons blancs qui s'étaient développés sans le faire souffrir.

Au bout de 24 heures, le phimosis se forma.

Le 1er juin la verge fut envahie par un gonflement et dans la nuit du 4 au 5, il remarqua sur la peau de la face dorsale du prépuce une phlyctène qui se rompit rapidement et qui laissa voir au-dessous une plaque de gangrène. Deux jours après dans la nuit du 6 au 7 l'eschare s'élimina, et à partir de ce moment, les souffrances vraies accompagnées d'un malaise général, qui avaient existé jusque-là, cessèrent complètement. Mais comme l'état local le faisait encore souffrir, il entra à l'hôpital.

Etat actuel. — 9 juin. 17e jour. La verge présente un gonflement énorme du prépuce (Fig. 3, pl. IV). Le phimosis est complet. L'orifice du prépuce n'est pas trop rétréci, mais le limbe est le siége d'un œdème inflammatoire sans induration trop prononcée; et il s'en écoule une sérosité purulente très-fétide.

Sur le dos de la verge à un centimètre et demi du limbe, on remarque une ulcération de forme elliptique de 2 centimètres 1/2 de long sur 1 centimètre de large, à fond sanieux rougeâtre, et présentant un bourgeon central à côté duquel existe une fistule par où l'on pénètre dans la cavité préputiale, et d'où s'écoule de la sérosité purulente.

Par la palpation on sent une induration large comme une pièce de 2 fr., située au-dessus de cette ulcération.

La douleur est peu considérable à la pression sauf en un point situé à gauche, au niveau de la couronne du gland.

Les veines dorsales sont tortueuses et gorgées de sang.

Double pléiade ganglionnaire inguinale.

Le diagnostic fut : Phimosis et balano-posthite infectants.

En présence des phénomènes de gangrène, le prépuce fut débridé, et quand les tissus furent écartés par la section on tomba sur une masse énorme de végétations, entourant complètement le gland, et suppurant abondamment. (Pl. IV, fig. 4.)

Mais on ne découvre pas la moindre trace de chancre.

Les tissus du prépuce sont épaissis et lardacés.

Pansement à l'eau phéniquée, à 2,50 p. 100, et saupoudrer les végétations avec poudre d'alum et de sabine en parties égales.

Le 20 juin. Les végétations commencent à se flétrir, à se dessécher. Quelques-unes même se sont éliminées.

La plaie est cicatrisée et le malade est en bonne voie de guérison. Depuis le débridement toute odeur à disparu et le malade n'a plus souffert.

On voit donc par ce cas que la confusion fut facile d'autant mieux que la verge avait cette forme particulière au phimosis syphilitique. De plus la plaque avec fistule centrale du dos de la verge pouvait faire croire à un commencement de gangrène de tout le prépuce, et ce bourgeon central qui n'était autre chose qu'une végétation ayant fait hernie au travers de la perte de substance, ne pouvait pas lui-même mettre sur la voie du diagnostic. Les renseignements fournis par le malade, l'apparition des phimosis, rendaient la confusion très-possible. D'ailleurs M. Mauriac, en parlant de cette perforation du prépuce, dit qu'on ne la rencontre que dans deux cas ; balano-posthites symptomatiques de chancres infectants et dans celles qui sont symptomatiques de végétations sous-préputiales.

Epethilioma de la muqueuse ou du gland. — C'est dans cette affection qu'il est facile de commettre une erreur, surtout quand on assiste au début de la maladie; et qu'on considère l'aspect extérieur des parties malades. La forme que prend la verge est la même que dans le cas de chancres sous-préputiaux, mais à un degré moindre. L'œdème de la peau du fourreau peut manquer; ainsi dans le cas que nous avons observé dans le service de M. le Dr Horteloup (Pl. V.Fig. 1 et 2). La peau de la verge ne présentait pas d'œdème, elle avait conservé sa souplesse. De plus le gonflement de la verge n'allait pas en diminuant peu à peu, et cessait brusquement au niveau de la base du gland. Le phimosis n'était pas très-étroit, il était réductible. Par la palpation on reconnaissait une induration au niveau de la couronne du gland. L'écoulement était séro-sanguinolent.

En ramenant le prépuce en arrière on voyait une ulcération qui avait envahi la moitié de la circonférence de la muqueuse préputiale. Cette ulcération avait une forme irrégulière, les bords étaient décollés, taillés à pic, le fond de la plaie présentait des élevures et des dépressions, et de nombreux bourgeons charnus saignant facilement, et reposait sur une base indurée.

Dans l'aine une double pléiade ganglionnaire.

L'aspect de l'ulcération pouvait faire croire à un chancre syphilitique serpigineux. Mais en interrogeant le malade il nous disait que l'ulcération avait débuté trois mois auparavant, qu'elle avait augmenté peu à peu d'étendue et qu'elle s'était accompagnée, signe très-important, tantôt de douleurs vives, tantôt de démangeaisons, ce qui n'a jamais lieu dans le cas de chancre infectant. De plus jamais il n'avait éprouvé de difficulté à ramener le prépuce en arrière.

On avait donc affaire dans ce cas à un épithélioma.

Plus tard quand par suite de l'infiltration de sérosité dans le prépuce, il y a phimosis, on pourrait peut-être confondre les deux affections, mais la marche de plus en plus envahissante de l'épithélioma, et sa résistance à tout traitement mercuriel éclaireront le diagnostic.

Il en serait de même pour *le cancer*; mais dans cette dernière affection le retentissement sur l'économie, et l'état cachectique des malades ne rendent plus la confusion des deux maladies possible.

Eléphantiasis.—Quand le phimosis syphilitique est très-prononcé, l'œdème considérable, et que toute la verge est envahie par le gonflement comme dans l'observation XVIII (Fig 3, Pl. III), l'état des parties peut réellement en imposer de prime abord pour un éléphantiasis de début. Mais le doute ne saurait subsister longtemps; car dans le cas de phimosis syphilitique, l'œdème cesse rapidement sous l'influence du traitement, tandis que dans l'éléphantiasis, il passe bientôt de l'état chondroïde, et le derme lui-même ne tarde pas à se prendre à son tour, et de plus cette affection est réfractaire à toute thérapeutique.

Collection liquide aans l'épaisseur du fourreau de la verge. — Nous allons terminer l'étude du diagnostic différentiel par une affection qu'on observe assez rarement, mais que nous avons pu voir une fois au Midi. (Pl. V.Fig. 3 et 4).

Un malade entre dans le service de M. Mauriac; il avait la verge présentant un volume considérable au niveau du prépuce. Le gonflement remontait jusqu'à la partie moyenne en diminuant de volume.

La palpation faisait reconnaître une induration de toute la

face latérale droite de la verge. Mais on ne constatait ni œdème, ni douleur à la pression ; la peau adhérait à la tumeur. En outre le phimosis n'existait pas, et quand le malade ramenait le prépuce en arrière, on ne constatait sur le prépuce pas la moindre ulcération de la muqueuse qui était lisse et tendue sur la tumeur.

L'idée de chancre sous-préputial se trouvait par ce seul fait écartée. De plus le malade ayant déclaré n'avoir jamais eu la syphilis, toute manifestation tertiaire était également inadmissible. On ne pouvait penser à un kyste, eu égard au développement rapide de la tumeur (8 jours environ). Ce ne pouvait être qu'une collection purulente, développée sans avoir causé de douleurs au malade. C'était le cas. Au bout de 5 ou 6 jours, M. Mauriac ouvrit la tumeur et il en sortit du pus crémeux et bien lié. Sous quelle influence s'était développé cet abcès ? C'est ce qu'il a été impossible d'établir.

PRONOSTIC.

Le phimosis syphilitique est généralement peu grave. Une fois les chancres guéris, l'œdème disparu, le prépuce reprend sa souplesse et le phimosis se rédut.

Mais quand il y a complication de gangrène, le pronostic est plus grave, car on est exposé si on n'intervient pas, et si on ne débride pas immédiatement à voir toutes les parties se sphacéler et tomber en déliquium.

Quant à la persistance du phimosis, il est assez rare de l'observer. Cependant elle est plus fréquente à la suite de plaques muqueuses.

Cette persistance peut être par elle-même la cause de troubles fonctionnels assez graves dans la suite. En premier lieu nous citerons les démangeaisons qui vont quelquefois jusqu'à

causer des douleurs telles que le malade passe son temps à
se gratter, et que le sommeil est même parfois interrompu.
Ces démangeaisons sont causées par la rétention des matières sébacées qui, mélangées à l'urine, entretiennent une
balano-posthite constante. D'autres fois, et c'est là que les
douleurs sont les plus vives, il se forme de véritables concrétions crétacées, des petits calculs de phosphate ammoniaco-
magnésien, rendant la miction douloureuse et le coït impossible; s'accompagnent d'érections douloureuses et d'émis-
sions séminales qui affaiblissent les malades.

Le phimosis seul ne coïncidant pas avec ces accumulations
de corps étrangers, peut produire des troubles urinaires.
C'est quand il est extrêmement court et très-étroit, il
comprime le gland et donne lieu à des spasmes de l'urèthre
simulant un rétrécissement, quelquefois même à une rétention d'urine, ainsi que M. Reliquet l'a observé plusieurs fois.

TRAITEMENT.

En première ligne nous placerons les injections de nitrate
d'argent, entre le gland et le prépuce et formulées ainsi :

Azotate d'arg. cristallisé, 1 gr.
Eau distillée, 20 à 30 gr.

Elles agissent également contre les plaques muqueuses,
mais il faut avoir soin de faire au préalable une injection
d'eau pour absterger les matières qui séjournent entre le
gland et le prépuce.

Si les chancres sont placés sur le limbe, on peut les panser
soit avec :

Vin aromatique mélangé de moitié d'eau, ou bien avec :
Pommade au calomel.
Onguent napolitain.
Poudre d'iodoforme

Quand le phimosis n'est pas trop serré, on doit tous les deux jours passer le crayon de nitrate d'argent entre le gland et le prépuce. Ce moyen est douloureux, mais il agit rapidement.

Quand il y a menace de gangrène, il faut pratiquer tout de suite le débridement du prépuce sur la face dorsale, soit à l'aide de larges ciseaux, soit à l'aide d'un bistouri conduit sur une sonde cannelée jusqu'au reflet balano-préputial; puis après avoir perforé le cul-de-sac, on revient d'un seul coup d'arrière en avant.

Le débridement serait indiqué lorsque le phimosis serait douloureux, car la section du prépuce exerce une détente favorable et permet la circulation en retour.

On panserait ensuite la plaie avec :

Eau phéniquée { Acide phénique cristallisé, 2 gr.
{ Eau distillée, 100 gr.

Eau alcoolisée par moitié.

Eau chlorurée { Chlorure de zinc. 2 gr.
{ Eau distillée. 100 gr.

Nous n'avons pas à faire ici le traitement du chancre simple compliqué de phimosis. Mais nous croyons devoir en parler et nous conseillons le même traitement, c'est-à-dire le débridement. En vain nous objectera-t-on qu'on peut mettre les surfaces en rapport avec des chancres, et former par là une plaie chancreuse, ce danger n'est pas aussi fréquent qu'on peut le croire. Car outre qu'il permet le pansement plus facile des accidents, il est bien préférable d'avoir une large plaie chancreuse qu'on jugulera toujours

(1) Le débridement a été également conseillé par le prof. Grisolle (Path. int., Syphilis.

avec des caustiques, que de voir le gland tomber en gangrène et cela très-rapidement. Tout le temps que nous sommes resté au Midi nous avons toujours agi de même et nous n'avons eu qu'à nous en louer.

Quant au traitement général, il faut dès que le diagnostic est certain, administrer le mercure, soit sous forme de pilules, soit sous forme de solution. Les pilules que M. Mauriac conseille le plus souvent sont formulées ainsi :

Proto-iodure d'hydrargyre,	0, 03 centig.
Extrait mou de quinquina,	0, 06 centig.
Extrait thébaïque,	0, 01 centig.
Par pilules N° 60.	

Voici maintenant d'autres formules.

Sublimé,	0, 01 centig.
Extrait mou de quinquina,	0, 06 centig.
Extrait thébaïque,	0, 01 centig.
Par pilules N° 60.	

Pilules de Sédillot :

Onguent mercuriel,	0, 10 centig.
Savon médicinal,	0, 10 centig.
Poudre de réglisse, Q. S.	
Par pilules (une à quatre par jour).	

Puis dans le cas où le malade se plaindrait de troubles cérébraux, de vertiges, de céphalalgies, administrer l'iodure de potassium en solution de deux à quatre grammes par jour.

Iodure de potassium,	25 gr.
Eau distillée,	500 gr.

On en fait ainsi prendre au début une cuillerée à bouche matin et soir (la cuillerée étant de 20 grammes). Cela représente 1 gramme d'iodure et on peut rapidement porter la dose à deux cuillerées matin et soir, ou 4 grammes d'iodure.

Si le malade présente des syphilides précoces, ecthyma, papules, etc., donnez le sirop de Gibert, ou de Boutigny, renfermant :

Biiodure de mercure,	1 gr.
Iodure de potassium,	50 gr.
Eau,	50 gr.
Sirop de Sucre, deux litres.	

Ou encore

Biiodure de mercure,	12 gr.
Iodure de potassium,	12 gr.
Sirop de quinquina,	250 gr.

Pendant toute la durée du traitement mercuriel avoir soin de faire prendre du chlorate de potasse, soit en dragées, soit en gargarisme.

Chlorate de potasse,	20 gr.
Eau,	1 litre.

Concurremment au traitement interne on peut donner des bains de sublimé.

Sublimé,	20 à 30 gr.
Alcool à 90o,	50 gr.
Eau,	300 gr.

Ou bien :

Sublimé, Sel ammoniac,	15 ou 30 gr.
Eau,	500 gr.

A prendre dans une baignoire en bois.

Quand le phimosis persiste après la guérison des chancres ou des plaques muqueuses, on se trouve bien de donner des grands bains aux malades, et il arrive le plus souvent que la réduction s'opère spontanément.

Dans le cas où il serait rebelle à ce traitement, la seule chose à faire est de pratiquer la circoncision.

CONCLUSIONS

Les chancres syphilitiques et les plaques muqueuses peuvent produire un phimosis permanent et une balano-posthite consécutive.

Ces deux complications peuvent présenter tous les degrés de l'inflammation locale.

Quand le phimosis existe seul sans balano-posthite ni œdème, le chancre peut passer inaperçu, et le malade se trouve être par ce fait un agent involontaire de contagion.

Les plaques muqueuses sont plus aptes que les chancres à provoquer la balano-posthite, et de plus le phimosis a une plus grande tendance à rester toujours permanent.

Le phimosis présentant des phénomènes de gangrène, doit même en pleine évolution du chancre, être traité par le débridement du prépuce.

Quand le phimosis persiste après guérison des chancres et des plaques muqueuses, s'il résiste au traitement par les grands bains, il faut pratiquer la circoncision.

PLANCHE Ire

Fig. 1. — Chancre infectant du limbe. Phimosis irréductible. (Obs. I.)
Fig. 2. — Erosions chancreuses du fourreau de la verge. Plaques muqueuses du scrotum. Phimosis.
Fig. 3. — Phimosis et balano-posthite. Œdème du prépuce. (Obs. II.
Fig. 4. — Phimosis et balano-posthite. Vésicules d'eczéma sur le fourreau de la verge. (Obs. VII.)

PLANCHE II.

Fig. 1 et 2. — Chancre érosif du gland. (Obs. X.)
Fig. 3. — Chancre érosif du reflet balano-préputial. (Obs. XI.)
Fig. 4. — Perforation gangréneuse du prépuce par suite d'un chancre simple ayant occasionné un phimosis irréductible. (Page 46.)

PLANCHE III.

Fig. 1. Phimosis et balano-posthite consécutifs à des plaques muqueuses sous-préputiales. (Obs. XVII.)
Fig. 2 — Chancre infectant phagédénique du pli pénio-scrotal.
Fig. 3. — Phimosis et balano-posthite, œdéme du fourreau de la verge consécutifs à des plaques muqueuses concomitantes.
Fig. 4. — La verge après guérison. (Obs. XVII.)

PLANCHE IV.

Fig. 1. — Phimosis et balano-posthite gangréneux, suite d'un chancre infectant. (Obs. XI.)
Fig. 2. — Elimination spontanée du prépuce et du gland. (id.)
Fig. 3. — Phimosis et balanc-posthite plaque de gangrène atrophique du prépuce, consécutifs à des végétations. (Obs XIX.) Dilat. de veines.
Fig. 4. Le même après débridement.

PLANCHE V.

Fig. 1 et 2. — Epithélioma du prépuce.
Fig. 3 et 4. — Collection liquide du fourreau de la verge.

Paris. — A. PARENT, imprimeur de la Faculté de Médecine, rue M.-le-Prince, 29-31.

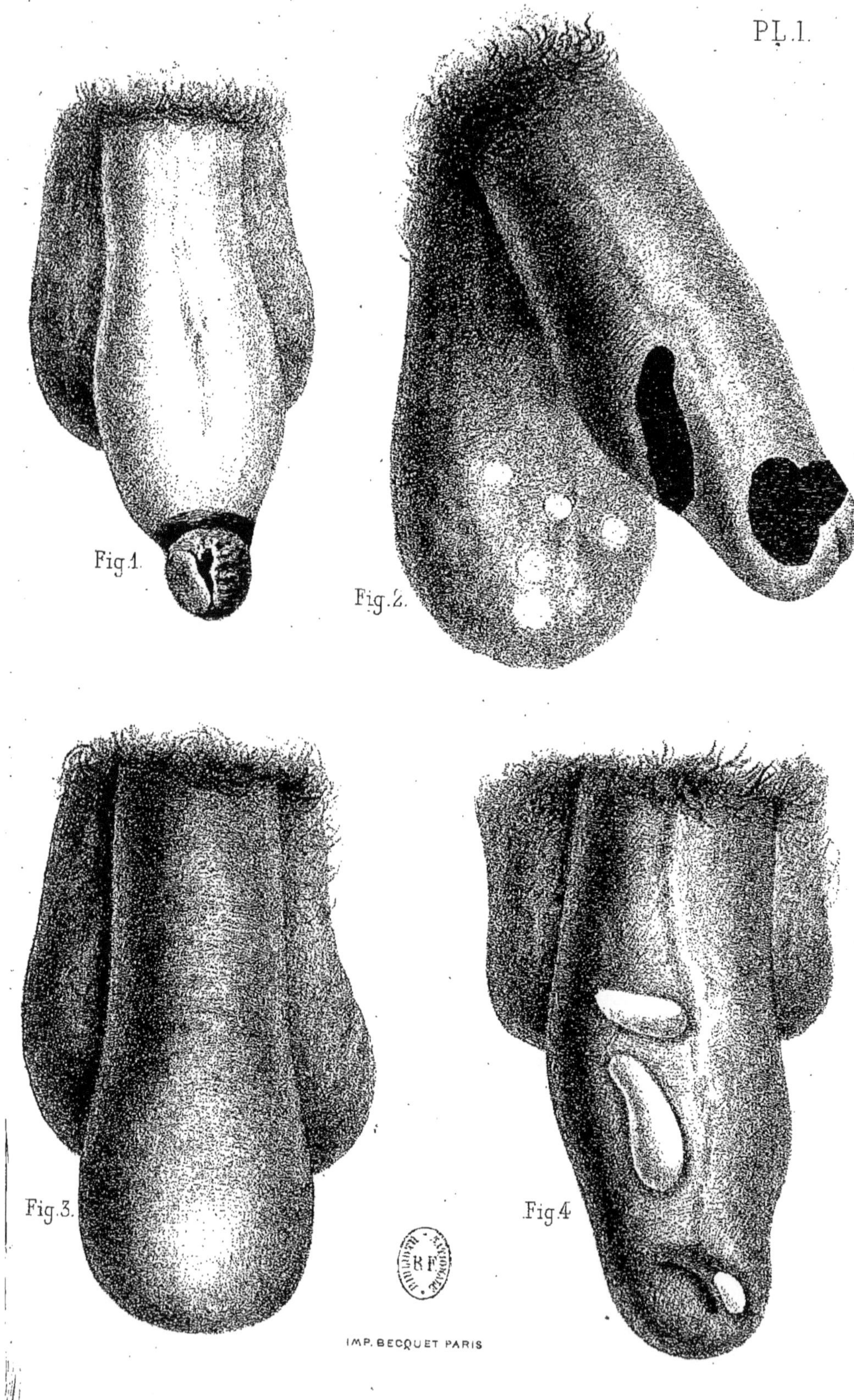
PL.1.
Fig.1.
Fig.2.
Fig.3.
Fig.4
IMP. BECQUET PARIS

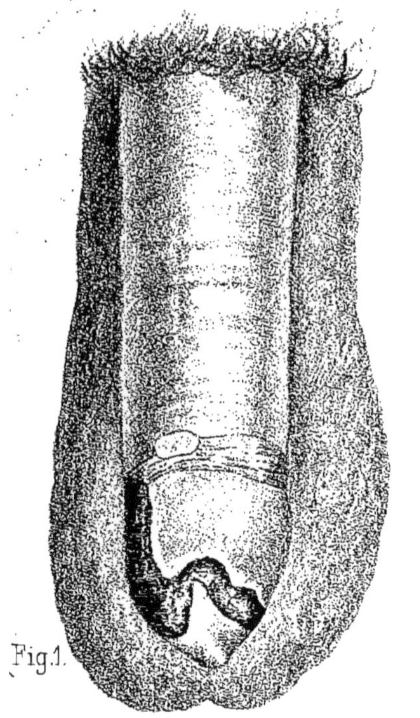

Fig. 1.

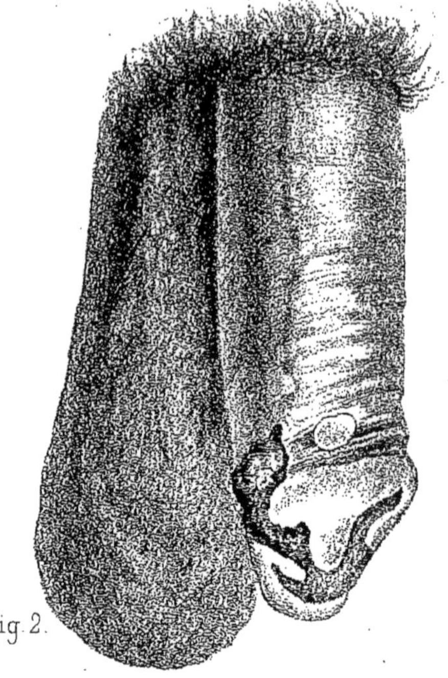

Fig. 2.

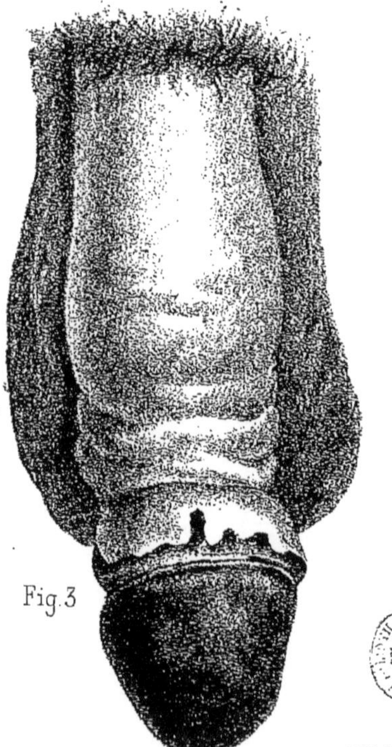

Fig. 3.

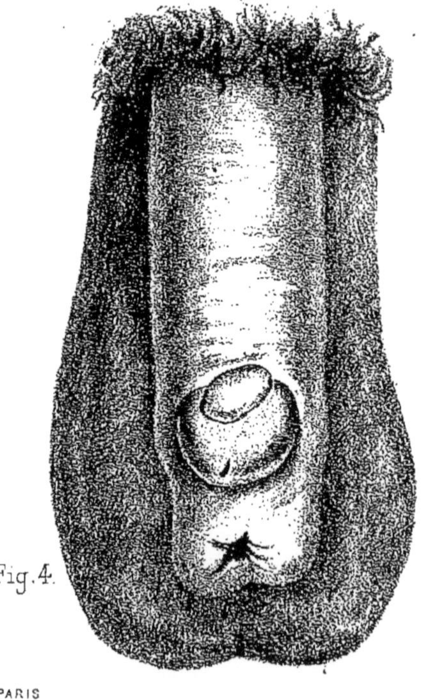

Fig. 4.

IMP. BECOUET PARIS

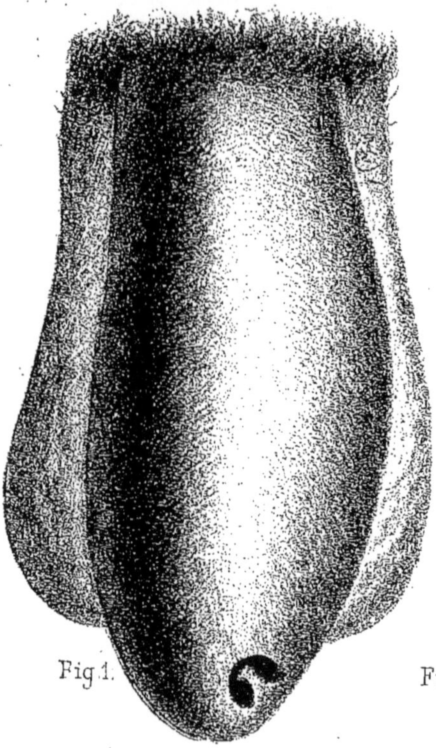

Fig 1.

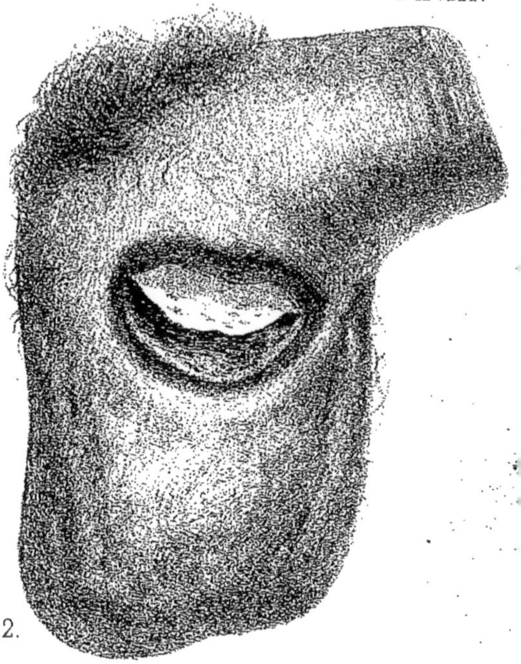

Fig. 2.

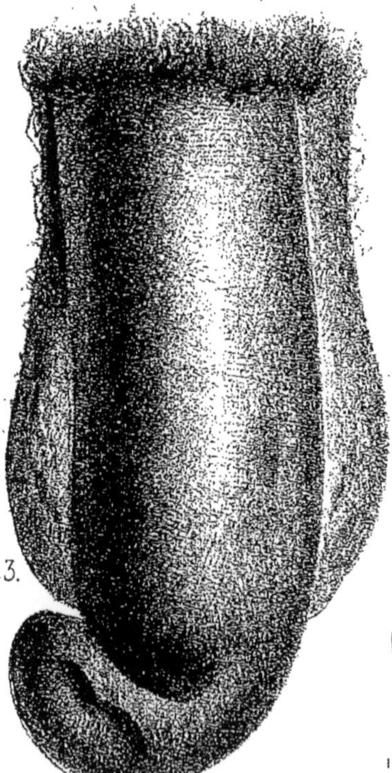

Fig. 3.

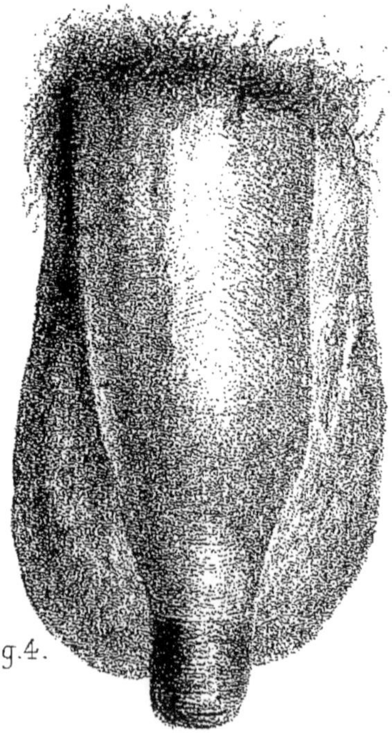

Fig. 4.

IMP. BECQUET PARIS

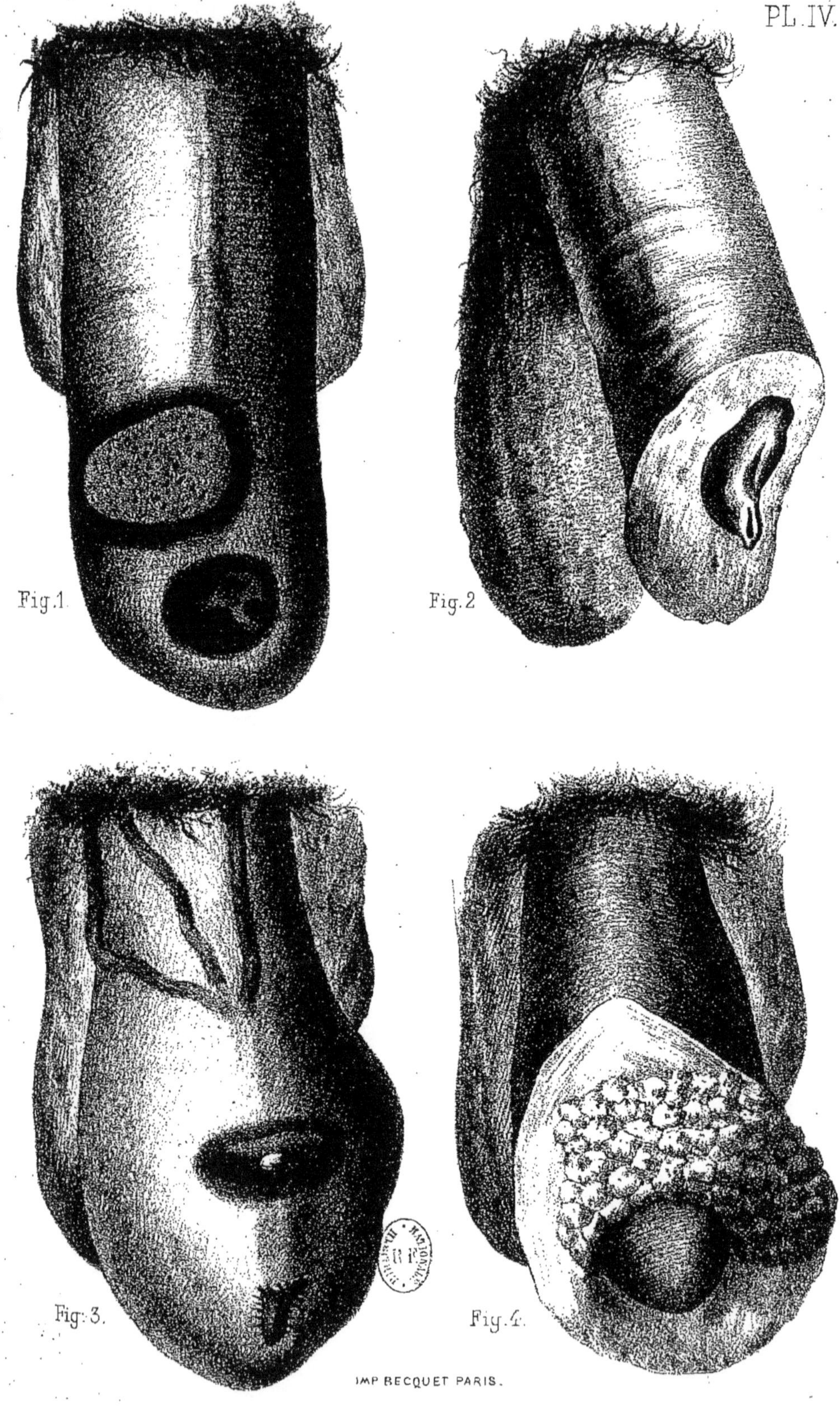

Fig. 1.

Fig. 2.

Fig. 3.

Fig. 4.

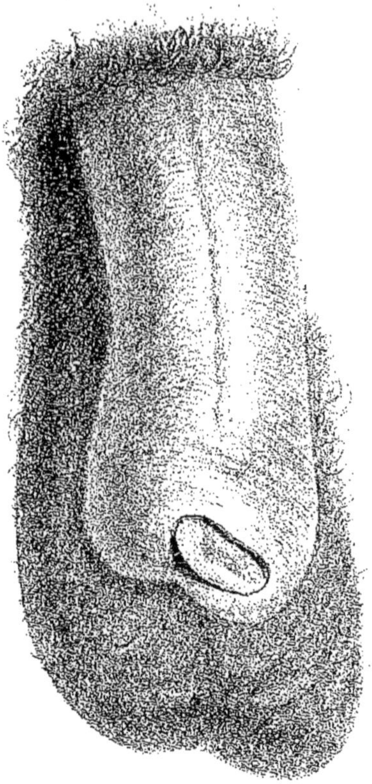

Fig.1.

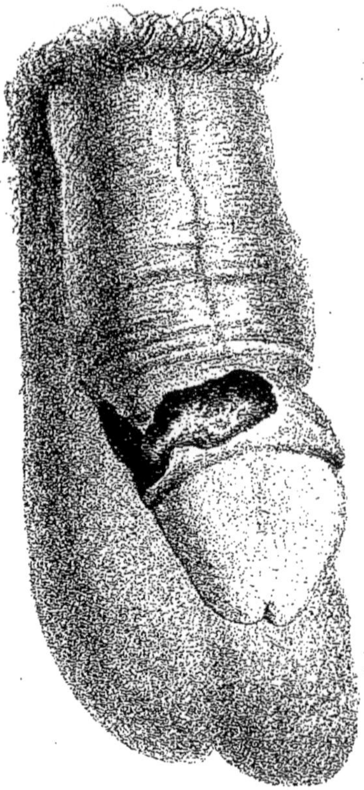

Fig.2.

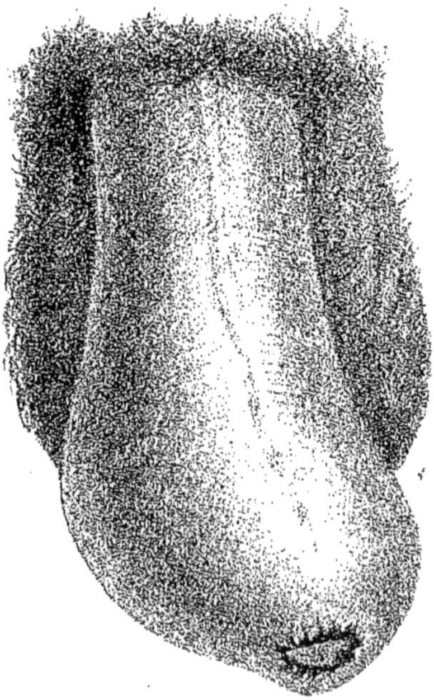

Fig.3.

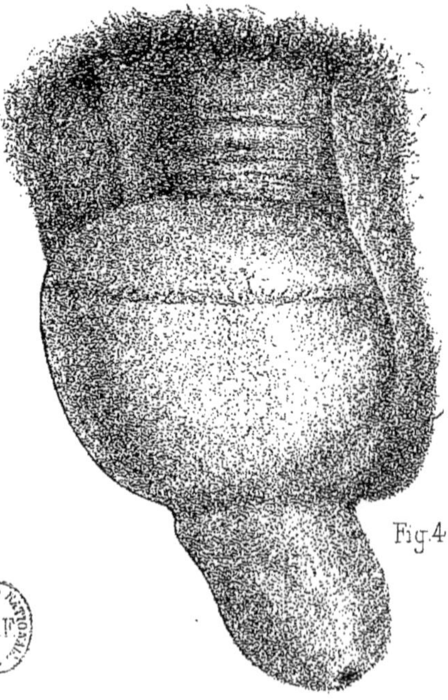

Fig.4.

IMP. BECQUET PARIS.

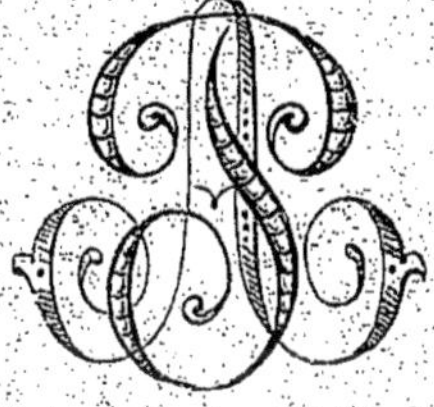

www.ingramcontent.com/pod-product-compliance
Ingram Content Group UK Ltd.
Pitfield, Milton Keynes, MK11 3LW, UK
UKHW021112140726
13695UKWH00004B/1461